推薦のことば

治療とそのエビデンスは、少なくとも
「いまそこで何が起こっているのか」
知るところから始まる

　臨床家にとって画期的な本である。一度ならず手に取って見られんことをお薦めする。

　とにかく、無味乾燥になりがちな「炎症」や「免疫」の話を、少なくとも理解しやすくするため、また興味を少しでも呼び起こすため絵を武器に導入している。大砲級の導入である。たしかに一枚の良い絵が"炎症のしくみ"にどれだけ有用であるかは、自明の理であるが、わかりやすくするためにはかなりの単純化が必要となる。単純化には真実をゆがめる落とし穴が多分に存在する。このへんのバランスをどうとるか、苦慮のあとがうかがえる。「見て理解（眼力）し」、「読んで振り返る（察心窮理）ことができる」利点は何ものにも替えがたく、バランス役の機能を果たしている。

　本書は教科書でも、入門書でもない。単なる著書と思っている。使い勝手から臨床医のビギナーの先生をはじめ、協力者に役立つものと信ずる。また日常の診察に便覧としての価値を見いだせるのではと思う。オフィスの必携の書としてお薦めしたい。

　本書は一見、三者三様の目線による合作であるかに思える。決してそうではない。「いまそこで何が起こっているのか」「なぜ炎症が起こり、治るのか」「治すためにはどうするべきか」、基礎と臨床を関連づける考え方はしっかり一つに一致している。侵襲の立場から考えている。病態を単に臓器別に静的に把握しないで、生体反応という大きな振幅の中でとらえている。それが今日的ニーズに合った免疫学や病理組織学（基礎）、そして非特異的症候群治療論に根ざした治療（臨床）の三部作と解せる。むしろ、知らず知らずに、C. ベルナードの侵襲の基礎概念の確立やメチニコフによる生体防御（1病因-1疾病）は特異的治療が優先した時代、そして、H. セリエの汎適用症候群によって、侵襲の流れが様相を変え、生体反応を人為的に調節することが可能になり、非特異的症候群治療が発展をみせている。かく侵襲の流れを認識しているものとみなした。

　絵が上記命題を理解させる手段として有用であるかは、「イメージのビジュアル化」に活路を見いだしている。新しい時代の試金石になってほしい。動的絵文字の時代にふさわしく。

　以上、本書の「絵で見る歯科臨床に役立つ炎症の話」は、斬新的な奇抜さとアイディアに富む著書である。臨床家の先生に推薦したい。そしてご批判、ご意見をお寄せくださいますよう、お願い申し上げます。

2007年9月　残暑

神奈川歯科大学名誉教授　伊藤　春生

はじめに

　学生時代から現在に至るまで、さまざまな場面で学んできた知識や技術…それらはすべて、歯科治療の現場に役立つためのものだったはずです。しかし、学んでいる時点では、基礎と臨床の「縦」の関連性や、基礎と基礎、臨床と臨床の「横」の関連性を、ともすれば十分に意識していなかったのではないでしょうか。

　日常の診療において、たとえば注射針を刺入するとき、あるいはタービンを当てるとき、薬剤を塗布するとき、その場所で組織学的に『何が起こっているのか？』『これから何が起きるのか？』ということを、常に考えることは実はなかなか困難です。患者さんの病状を確認すると、診断名の決定から処置法の選択までを一連のものとして、いわば「条件反射的に」行っていることが多いのではありませんか。

　もちろん、多くの経験に裏打ちされた知識、判断能力は重要であり、それがあってこそ、膨大な情報を瞬時に処理し、患者さんにとって最も適切な処置方針を決定することが可能になるわけです。一朝一夕にできるものではない、経験のなせる技、です。同時に、予想どおりに治癒しない症例や、期待どおりに推移しない病状などに遭遇することも、決して少なくありません。

　本書は、これまでに蓄積された各人の知識と臨床経験を、さらに有効に治療に役立てるため、病理組織学的な考え方の導入により、判断回路の再構築や効率化を図っていただくことを目的にしています。日常臨床で頻発する「炎症」を中心に、基礎的疾患の成り立ちやその意義の理解、そしてそれらを治療に直結させるための手引き的なものを目指しました。文章よりもヴィジュアルを重視し、「いまそこで起こっていること」を直観的に理解できるよう、イメージを喚起しやすいイラストを用意しました。そのため、最新の知見を網羅した病理学の教科書や、明確な治療指針を解説する臨床のガイドブックなどとは、かなり異なったスタンスで書かれた（思い切った省略や図案化、比喩などを多用した）ものであることを御理解下さい。しかし、それが類書にはない本書の大きな特徴であり、少なからず読者の皆さんの『目からウロコ』を剥がせる？内容になったのではないか、と思っています。

いまそこで何が起こっているのか？
なぜ、この病変がそこに、このように生じたのか？
を、病理組織学的知識を加味して正しく判断し、それをもとに、
これを、どのように、治癒に向かわせるのが良いのか？
どのような治癒経過を期待するのか？　を考慮し、
そして、
だから、この治療法を、選択する！
の一助になれば幸いです。

　なお、基礎編の＜生体の防御システム～防御反応とは何なのか？＞は大内、＜修復・創傷の治癒＞＜創傷治癒過程＞＜抜歯窩の治癒＞は伊藤、臨床編は小林が分担しました。また、伊藤担当分では、イラストの作製で武蔵野美術大学1年の秋本真奈帆さんにご協力いただきました。小林担当分では、神奈川歯科大学・口腔治療学講座・歯科保存学講師　永井旺介先生と、神奈川歯科大学・顎顔面外科学講座・顎顔面外科学非常勤講師　水谷成孝先生に、貴重なご助言とご指導をいただきました。ここに深謝いたします。

　最後に、企画からの全過程においてクインテッセンス出版編集部・小野克弘さんの粘り強く、多大なるサポートのおかげで本書を上梓することができました。厚く御礼申し上げます。

2007年9月

著者一同

いまそこで何が起こっているのか？《基礎編》

[生体の防御システム〜防御反応とは何なのか？〜]

- (1) 防御反応とは何なのか？：第一、第二、第三の砦 ……………………………… 12
  - 何から何を守るのか？
- (2) 第一の砦①：上皮組織（および上皮由来成分）による防御システム ……………… 14
  - 上皮と非上皮／種々の上皮組織
- (3) 第一の砦②：上皮組織（および上皮由来成分）による防御システム ……………… 16
  - 上皮と上皮由来成分／外分泌と内分泌／上皮由来成分の役割
- (4) 第一の砦③：上皮組織（および上皮由来成分）による防御システム ……………… 18
  - 病変内での上皮組織／上皮組織の minor change／共通する上皮の特徴
- (5) 第二の砦①：炎症反応による防御システム；炎症とは何だろう ………………… 20
  - 防御反応って病気？／過ぎたるは及ばざるが如し？／
  - 有害な刺激って？／病的な炎症の症状は？／山ほどある？炎症の種類
- (6) 第二の砦②：炎症反応による防御システム；炎症の症状とは ……………………… 24
  - 炎症の五大徴候は、急性炎症時の症状？／
  - 五大徴候を具体的に例えると…／なぜ赤く腫れる…？
- (7) 第二の砦③：炎症反応による防御システム；炎症の発生には ……………………… 26
  - 局所の循環障害とは？
- (8) 第二の砦④：炎症反応による防御システム；滲出性炎について ……………………… 28
  - 滲出って、何がどこに滲むの？／滲出性炎にもいろいろあったけど…／
  - ラーメンどんぶりの穴／血清はあっさりスープ？／水溶き片栗粉／
  - 好中球は喧嘩好き？／炎症？出血？／滲出物のその後？
- (9) 第二の砦⑤：炎症反応による防御システム；慢性炎症とは …………………………… 34
  - くすぶる山火事？／慢性性炎症の主体は？
- (10) 第二の砦⑥：炎症反応による防御システム；肉芽組織とは ……………………… 36
  - 何はなくとも？肉芽組織／肉芽細胞という細胞はあるのか？／
  - 肉芽組織の主役は？／線維芽細胞が働きやすい環境／
  - 工事現場に例えてみると／オールスターキャスト／
  - 顔つきが変化していくのが肉芽組織／非特異性って？／
  - 特異性炎は何が特異的？／主役交代（好中球→リンパ球、形質細胞）
- (11) 第三の砦①：免疫反応による防御システム；免疫反応とは ……………………… 44
  - 免疫にもいろいろある？／自然免疫と獲得免疫／特異的な排除システム

（12）第三の砦②：免疫反応による防御システム；獲得免疫 ……………………………… 46
　　　ピンポイント攻撃の長所と短所／液性（体液性）免疫と細胞性免疫／
　　　自己と非自己の認識

（13）第三の砦③：免疫反応による防御システム；免疫を獲得するために ……………… 48
　　　自己免疫疾患は誤認逮捕？／アレルギーは過剰防衛／
　　　免疫獲得のための情報収集／情報の伝達

（14）第三の砦④：免疫反応による防御システム；ヘルパーＴ細胞のお手並み拝見 ……… 50
　　　仕切りや（世話焼き、司令塔、調整役）ヘルパーＴ細胞／
　　　Ｂ細胞の活性化『増殖と変身』／抗体（免疫グロブリン）の役割は？／
　　　キラーＴ細胞の活性化『元から絶たなきゃダメ！』／
　　　マクロファージ（大食細胞）の活性化『もうひと頑張り願います！』

（15）第三の砦⑤：免疫反応による防御システム；一次応答の収束と二次応答への準備 …… 52
　　　まあ、まあ今日はこのくらいで…仲裁屋サプレッサーＴ細胞／
　　　メモリー細胞の存在：一次応答、二次応答とワクチン

（16）３つの砦：連動した防御システムの構築 …………………………………………… 54

［修復・創傷の治癒］

肉芽組織とは？／治癒形式 …………………………………………………………… 56

［創傷治癒過程］

（1）第一段階：「残骸処理、整地」 ………………………………………………………… 58
　　　第二段階：「基礎工事」 ……………………………………………………………… 58
（2）第三段階：「本格的工事」 …………………………………………………………… 60
（3）第四段階：「内装工事とメンテナンス」 …………………………………………… 62

［抜歯窩の治癒］

（1）健全歯 …………………………………………………………………………………… 64
（2）抜歯開始 ………………………………………………………………………………… 66
（3）抜歯直後 ………………………………………………………………………………… 68
（4）血餅期 …………………………………………………………………………………… 70
（5）肉芽組織期 ……………………………………………………………………………… 72
（6）化骨期 …………………………………………………………………………………… 74
（7）治癒期 …………………………………………………………………………………… 76

Contents

いまそこで何が起こっているのか？《臨床編》

I．歯および歯周組織の炎症

［治らぬ歯内療法（エンド）］
（1）出血が止まらない!! —その①— ……………………………………………………… 82
（2）出血が止まらない!! —その②— ……………………………………………………… 84
（3）排膿が止まらない!! ……………………………………………………………………… 86
（4）打診痛が消えない!! ……………………………………………………………………… 88
（5）根管治療中、症状発現を繰り返す ……………………………………………………… 90
（6）通常、自覚症状なし（違和感程度） …………………………………………………… 92
（7）番外編：『歯髄炎』ア・ラ・カルト …………………………………………………… 94

［くすぶる膿瘍、消えない瘻孔］
（1）根尖部歯肉の腫脹、排膿が消えない!! ………………………………………………… 100
（2）歯頸部歯肉の腫脹、排膿が消えない!! ………………………………………………… 102

［さっぱり術後：脱臼歯再植の予後不良］
（1）エックス線写真に根の吸収像出現 ……………………………………………………… 104
（2）エックス線写真に根の吸収像出現（根と歯槽骨の間に一層の透過像） …………… 106
（3）歯髄反応はあるが、根尖歯肉に腫脹、圧痛 …………………………………………… 108

［なぜか腫脹］
（1）疼痛も排膿もないが、歯頸部歯肉の腫脹が消えない!! ……………………………… 110
（2）疼痛も出血もないが、歯肉の腫脹が消えない!! ……………………………………… 112

II．口腔粘膜の炎症

［しつこい口内炎］
（1）えぐれて痛い!! …………………………………………………………………………… 116
（2）白くて厚い ………………………………………………………………………………… 118
（3）白くて厚い（疼痛のある場合あり） …………………………………………………… 120
（4）白くて赤くて痛い!! ……………………………………………………………………… 122
（5）水ぶくれができて、つぶれる …………………………………………………………… 124
（6）水ぶくれができて、広範囲にはがれる ………………………………………………… 126

索　引 …………………………………………………………………………………………… 128

いまそこで何が起こっているのか？

──基礎編──

防御反応絵巻　　　生体を守るために、多くの組織や

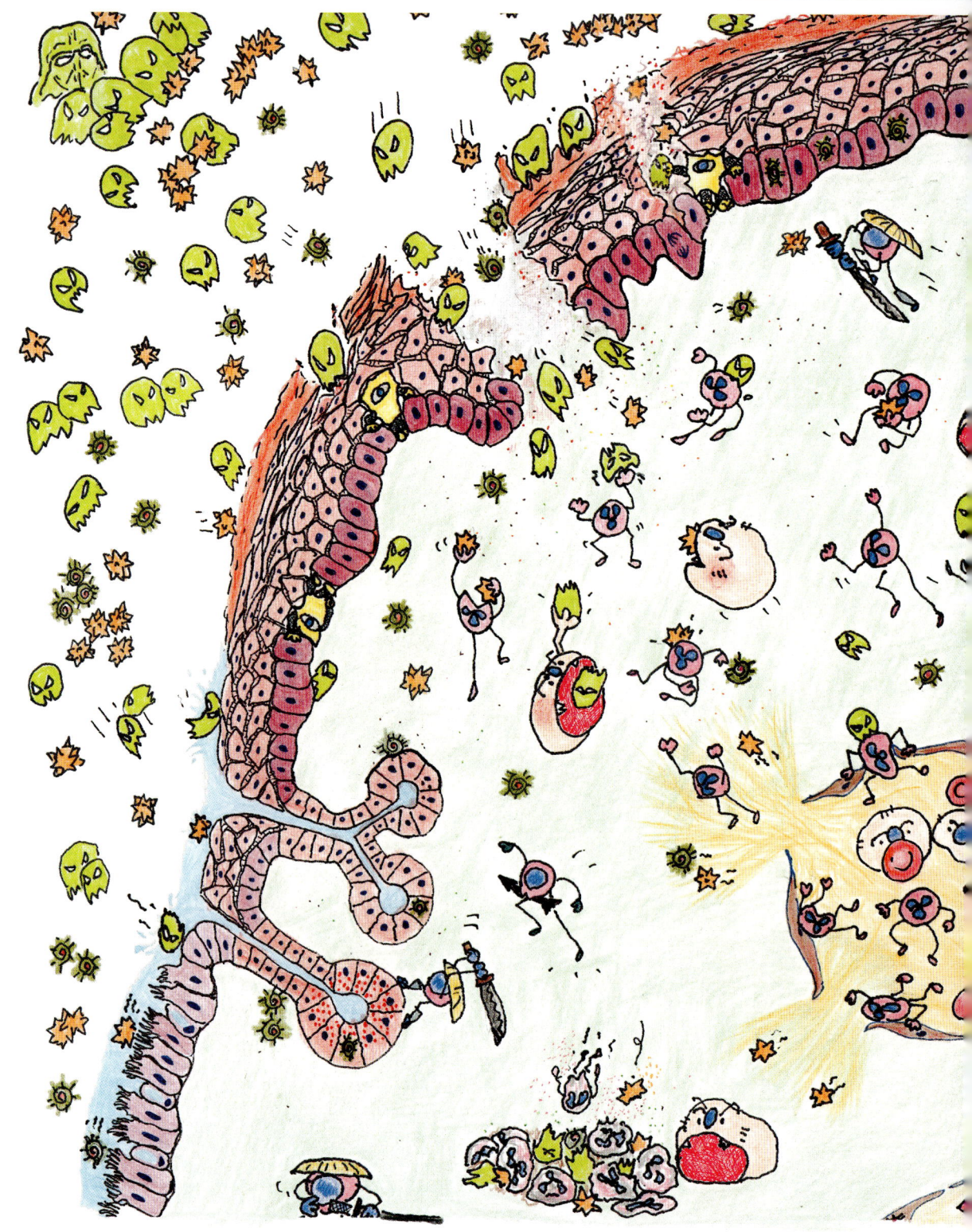

　生体の表層を壁のように被覆・保護している上皮を破壊し、外部（図の左側）から病原微生物などが進入してきた!!　対する生体側は、精緻に連動する防御システムが発動され、侵入者との攻防や、破壊された部位の修復活動が開始されています。

細胞が強調しあい、大スペクタクル・ドラマが進んでいく

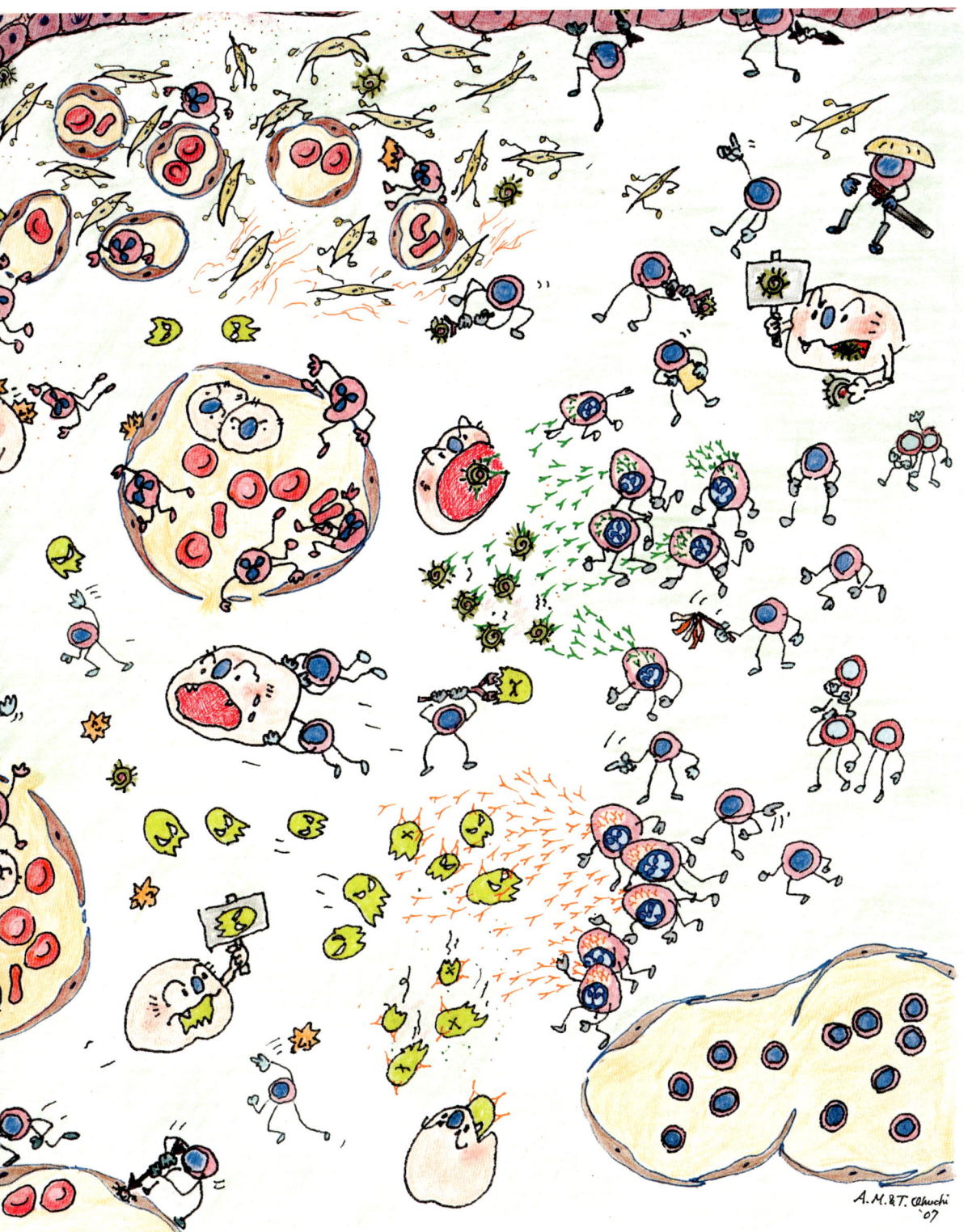

　そんな状況をこの絵巻で表現していますが、最初にこれを見て何のことかよく分からなくてもかまいません。本稿を読み終えましたら、ふたたびこのページに戻り、細部から全体を眺め直してみてください。きっとこの絵巻で躍動する細胞の一つひとつの意味が理解できるようになっていると思います。

生体の防御システム（1）〜防御反応とは何なのか？〜

防御反応とは何なのか？：第一、第二、第三の砦

■何から何を守るのか？

　生体の防御反応（防御システム、防御機構など）といった用語は、専門的な書籍以外でもよく目にする（耳にする）ものですし、日常会話の中でも用いられることがあると思います。しかし、『防御…』といっても、いったい何から何を（何に対して）防御するのでしょうか？

　実際は非常にたくさんのものから、生体の恒常性を維持するために、防御機構が機能しているわけですが、簡単に言うと『生体内外において、生体組織に対して傷害を加えるもの、傷害の原因となるもの、またそれらによって二次的に生じたもの…』などから生体を守ろうとしているのです。ちょっと硬く、仰々しい表現かもしれませんが、ここでは防御反応を『種々の異物の侵入を防ぎ、侵入した異物および異物に起因する傷害を取り除き、修復するための連動した機構』と定義してみます。

　上記の最後に、連動した機構…とありますように、このシステムはいくつかの反応（機構、システム）が効率よく組み合わさったものです（前頁の防御反応絵巻は、それを一つの図として表わしてみたものです）。実際は非常に複雑で巧妙なシステムが構築されているのですが、ここでは以下のように、大きく3つのシステム（3つの砦）に大別し、簡単に説明していこうと思います。

第一の砦：上皮組織（および上皮由来成分）による防御システム

第二の砦：炎症反応による防御システム

第三の砦：免疫反応による防御システム

　炎症や免疫の話は、苦手だな（苦手だったなあ…）という方も少なくないかもしれません（私たちもそうでした）。しかし、ここを避けて通るわけにもいきません。できるだけ横文字（専門用語）の羅列は避けて、平易な表現で説明してみたいと思いますので、まずは肩肘張らずに読み流してみてください。

＜右図各種細胞名＞
a：樹状細胞（ランゲルハンス細胞）、b：上皮細胞、c：好中球、d：大食細胞（マクロファージ、組織球）、e：Bリンパ球（B細胞）、f：形質細胞（プラズマセル）、g：ヘルパーT細胞（ヘルパーTリンパ球）、h：線維芽細胞、i：キラーT細胞（細胞障害性T細胞）、j：ナチュラルキラー細胞（NK細胞）、k：サプレッサーT細胞（抑制T細胞）。

防御反応絵巻の主要キャスト

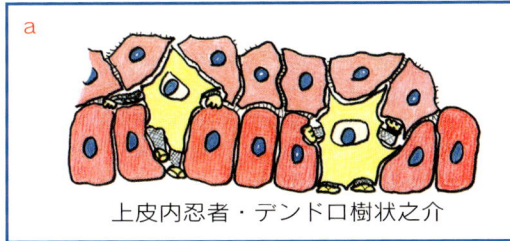
a 上皮内忍者・デンドロ樹状之介

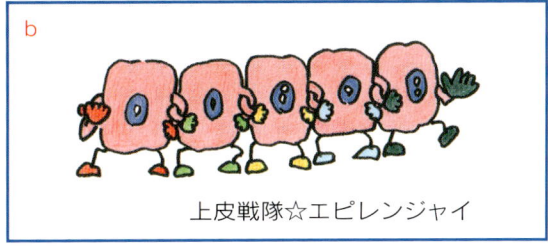
b 上皮戦隊☆エピレンジャイ

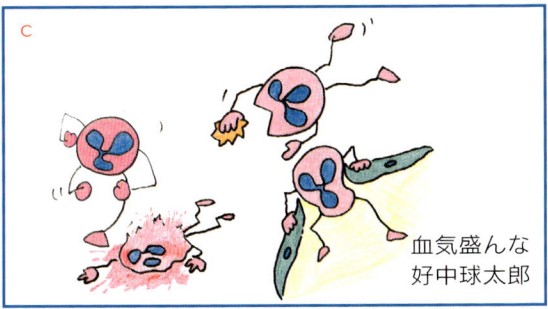
c 血気盛んな好中球太郎

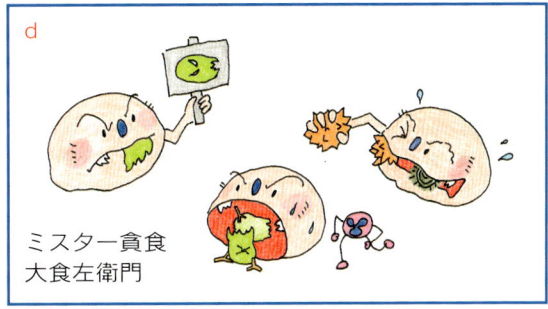
d ミスター貪食大食左衛門

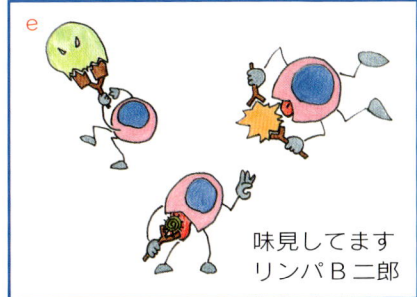
e 味見してますリンパB二郎

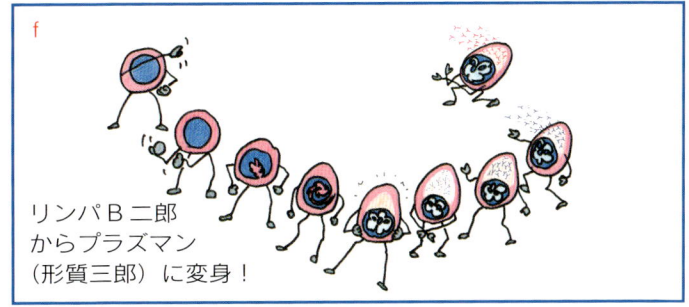
f リンパB二郎からプラズマン（形質三郎）に変身！

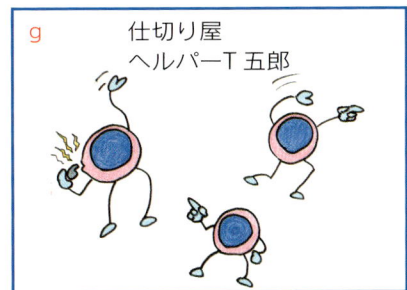
g 仕切り屋ヘルパーT五郎

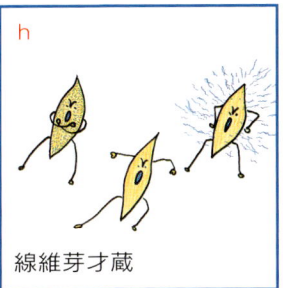
h 線維芽才蔵

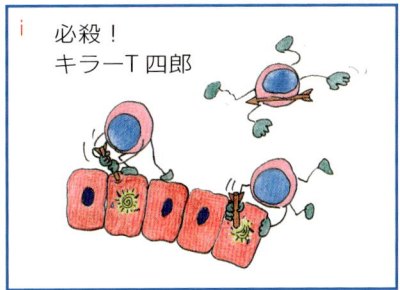
i 必殺！キラーT四郎

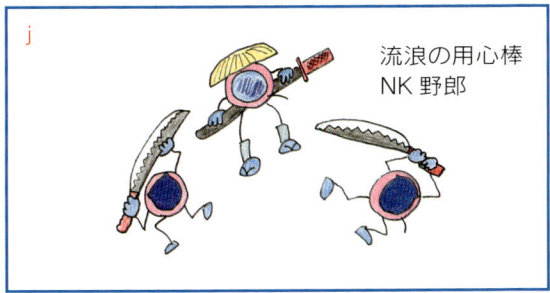
j 流浪の用心棒NK野郎

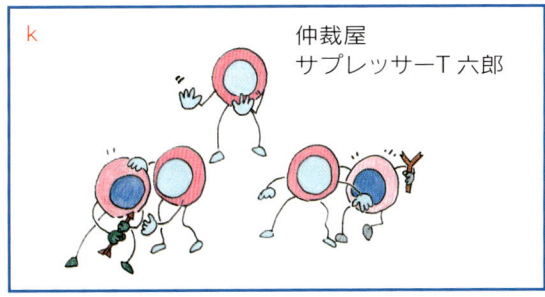
k 仲裁屋サプレッサーT六郎

生体の防御システム（2）〜防御反応とは何なのか？〜

第一の砦①：上皮組織（および上皮由来成分）による防御システム

■上皮と非上皮

　生物の外層（体表）や、外界と接する部位（後述します）は、基本的にすべて上皮または上皮由来の成分で覆われています。

　体表や口腔内など目で見える（直視できる）部位が、それに該当することは理解しやすいと思います。図1aにおいて表面を覆っている一層の細胞の並びが上皮であり、それに囲まれた中の黄色い部分が非上皮の成分となります。

　つぎはこの応用編ですが、図1bのように表面を覆っている上皮が陥入して内部に凹みを作っていると考えます。これがどんどん内部へと深くくぼんでいき、図1cのように陥入部が反対側に達し（貫通し）、トンネルができたとします。これをもう少し複雑にしたのが図1dとなります。この図1dが、体幹と消化管を簡略化・表現したものであることが理解できると思います。

　つまり、口腔→咽頭→食道→胃→小腸→大腸→肛門へと至る消化管の内面（外界から入ってくる食物の通り道）には、扁平上皮や種々の腺上皮が覆っている（裏装している）わけです。

　消化管の中でも上皮の種類が変わるのは、その部位での役割・機能が異なるからで、消化管としての口腔粘膜には食物を咀嚼するという役割があり、さまざまな硬さの食物が接触しますので、薄く平坦な上皮でなく機械的な刺激に強い、何層にも厚く積み重なった構造を有する重層扁平上皮が分布・対応しています。

　また、歯牙には厳密な意味での上皮成分はありませんが、上皮成分であるエナメル器（の内エナメル上皮が分化したエナメル芽細胞）から分泌形成されたエナメル質（という上皮細胞由来の硬組織成分）が表層を覆っています。

■種々の上皮組織

　図1eは、もう少し現実に近い図ですが、消化管以外でも体の表面（外界と接する部位）は、必ず上皮組織で覆われており、皮膚（重層扁平上皮）、消化管内腔、泌尿器内腔（移行上皮など）、呼吸器内腔（円柱線毛上皮など）等、外界と接する部位には上皮が存在し、その部位（目的）に応じた形態的なバリエーションはあるものの、外的刺激（異物の侵入、機械的刺激などなど）を物理的に遮断するという共通の役割が上皮組織にはあるわけです。また上皮に囲まれた領域に存在する筋肉、血管、骨、骨髄、骨髄で産生される血液細胞、脳神経系などの成分は非上皮系の組織・細胞ということになります。

上皮と非上皮の考え方

図1a

図1b

図1c

図1d

図1e

・外と交通する部位（空気、食物、尿、腺からの分泌物などの通り道は必ず外とつながっています）は上皮で覆われている。
・上皮で囲まれた部位（骨、筋、脳神経系、心血管系など）が非上皮の部分。

いろいろな上皮

泌尿器
・移行上皮、
・多列円柱上皮

呼吸器
・重層扁平上皮、
・多列線毛円柱上皮
・肺胞上皮

消化器
・重層扁平上皮
・腺上皮

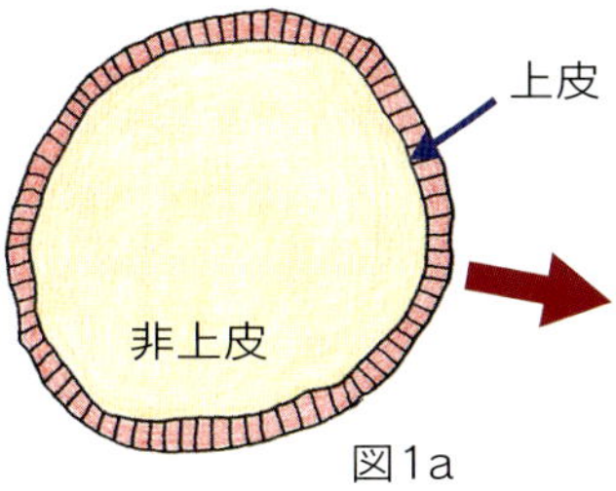

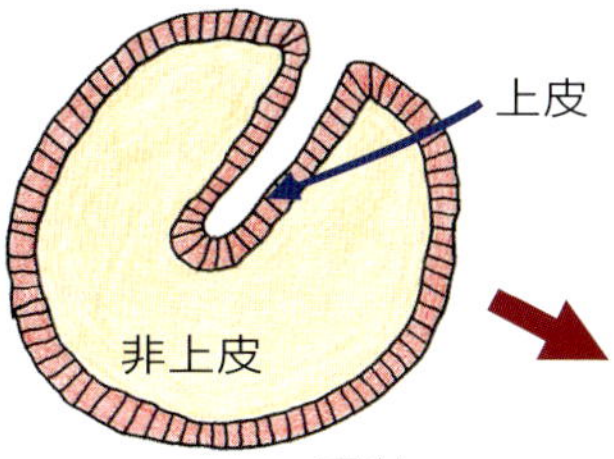

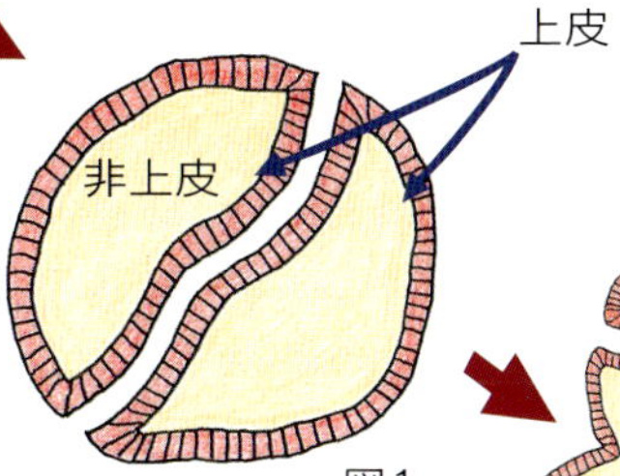

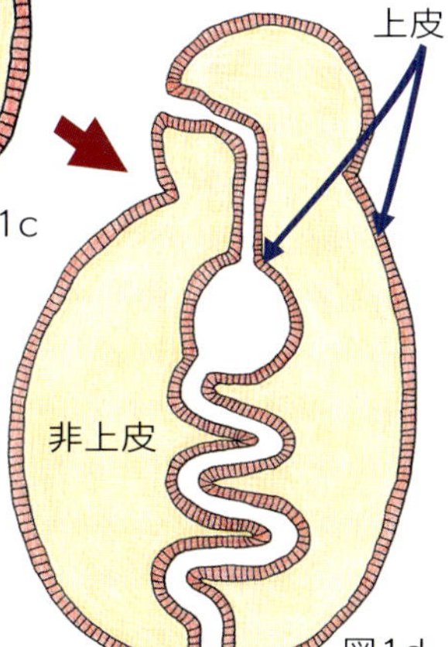

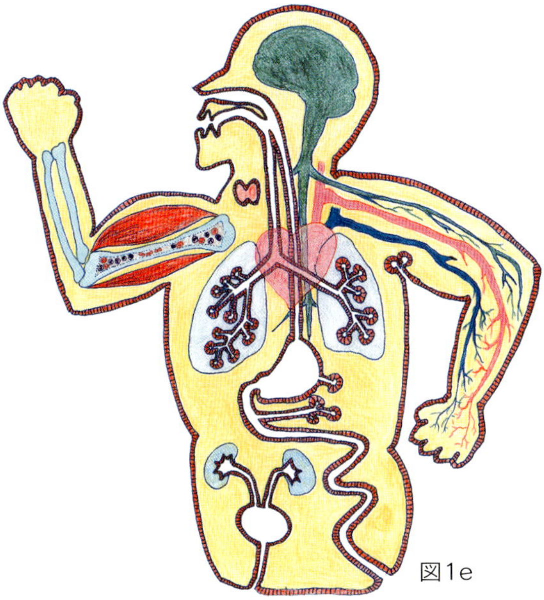

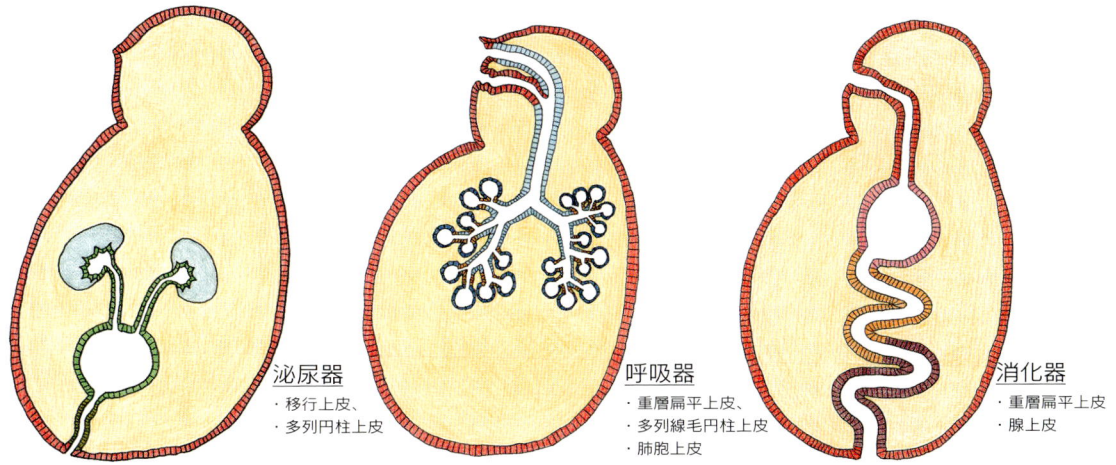

生体の防御システム（3）〜防御反応とは何なのか？〜

第一の砦②：上皮組織（および上皮由来成分）による防御システム

■上皮と上皮由来成分

　外界と接する部位が上皮で覆われているという話がおおむね理解できたとして、少し応用編の話をします。左上の図は前項で用いた図ですが、この体表や消化管内面を覆っている上皮が、さらに内部（非上皮側）へと陥入し、管状の構造と先端（末梢部）に膨らんだ房状の構造を形成したと考えてください。これが腺組織です。

　毛根や、これも前項で少し触れましたが、エナメル質形成に関連するエナメル器も上皮が陥入してできたものです。体表側には皮脂腺、汗腺や乳腺が存在し、消化管側には唾液腺、消化液を産生する腺、粘液腺などが存在するわけです。ということは、これらから産生・分泌された唾液、粘液、皮脂や、毛髪などは上皮由来の成分だといえます。

■外分泌と内分泌

　腺組織では、産生した成分を外界と接する領域（上皮の外）に分泌することになりますので、これらを外分泌腺と呼びます。一方、同じように形成されますが、形成された後、陥入した管状の部分が消失し（歯牙発生における歯堤の断裂、消失と似ています。また、完全消失せず残存したものから生じる甲状舌管嚢胞がよく知られています）外部との連絡が遮断され、分泌部のみが内部に残った腺組織は、分泌物を体内（毛細血管）に分泌することから内分泌腺と呼ばれるわけです（少し横道にそれました）。

■上皮由来成分の役割

　唾液の機能には、咀嚼や消化に関する役割や口腔内のpH調整などのほかに、その成分による抗菌や粘膜保護などに関与していることが知られています。また、皮脂や胃などで分泌される粘液には、上皮表層をコーティングすることで、種々の刺激から防御する機能があります。また、呼吸器に分布する円柱線毛上皮は、分泌された粘液とともに空気中の汚れなどを捕捉し、線毛運動によって体外に排泄しようとする防御システムに関与する大事な役割があります。

　つまり、上皮組織そのものだけではなく、上皮組織に由来する成分にも少なからず何らかの生体防御の役割があるということです。

腺組織の考え方

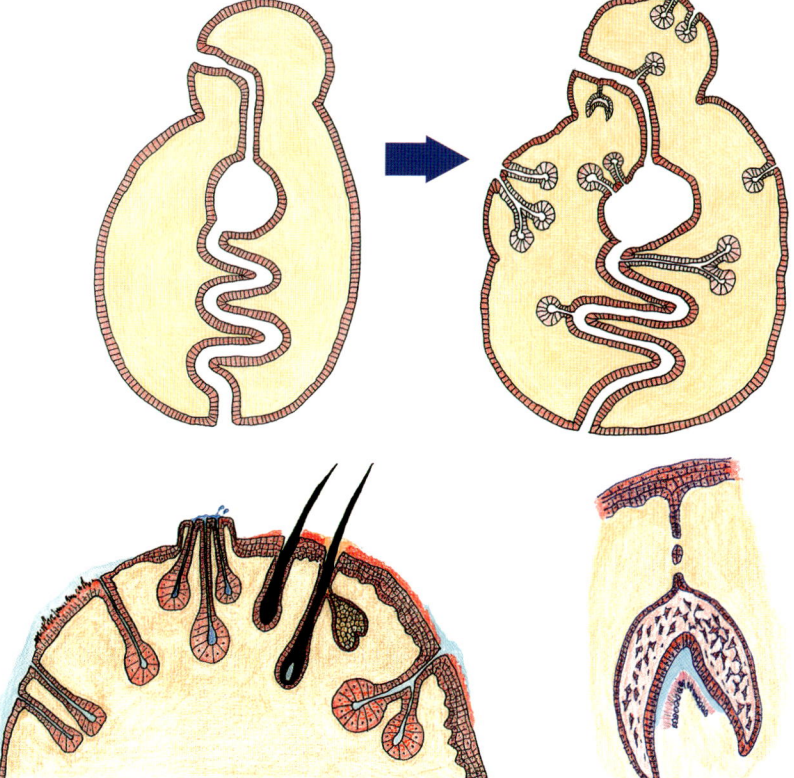

腺組織：上皮が内部に陥入し、管状の構造や膨らんだ房状の構造を形成したものと考える。

皮膚附属器や歯胚の形成過程も基本的には腺組織と類似した仕組みである。

内分泌と外分泌

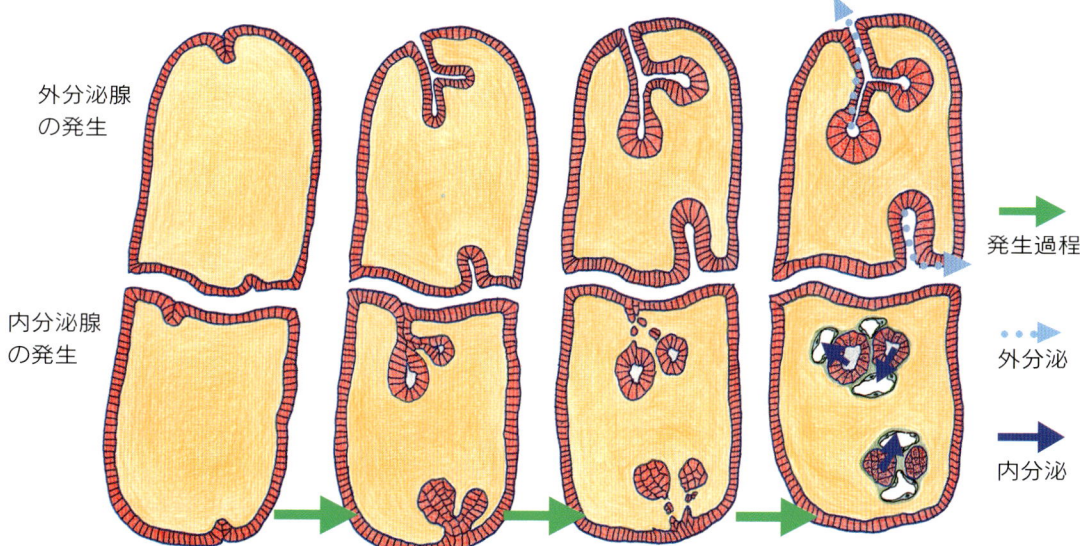

外分泌腺の発生

内分泌腺の発生

発生過程
外分泌
内分泌

内分泌腺は腺組織が形成されるとともに、陥入上皮が次第に消失し、外界との交通がなくなる。外分泌腺で産生された成分は導管を通って外へと分泌されるが、内分泌腺で産生された成分（ホルモンなど）は、腺組織内の毛細血管へと分泌放出される。

生体の防御システム（4）～防御反応とは何なのか？～

第一の砦③：上皮組織（および上皮由来成分）による防御システム

■病変内での上皮組織

　正常組織における上皮の分布と、防御システムとしての役割を述べてきましたが、じつは正常組織のみならず、一般歯科臨床でおなじみの種々の病変部でみられる上皮にも、防御反応に関連した所見が観察されます。まず増殖性歯髄炎でみられる歯髄ポリープですが、その表層には、由来に諸説はあるものの重層扁平上皮が被覆することがあります。本来は上皮由来成分であるエナメル質で覆われていた歯牙が、う蝕などによる歯質の崩壊により露髄し、崩壊により生じたスペースは歯髄組織から増生したポリープで埋め、その表面に機械的刺激を遮断するように？重層扁平上皮が覆っています。また、辺縁性歯周炎でみられる歯周ポケットの内部では、ポケット内からの刺激を遮断するように付着上皮がポケット底側への深部増殖が観察されます。さらには、歯根嚢胞の内腔側には根管・根尖孔からの刺激を遮断するように上皮が裏装しています。一見、異なるように思えるこれらの上皮の分布もじつは、種々の刺激に対応して反応性に生じた共通の所見なのです。刺激をさえぎる壁のように、最前線に上皮が分布しているわけです。

■上皮組織の minor change

　一方、円柱上皮が分布している領域で、上皮組織の破壊が繰り返されるような場合に、単純に再生されるのではなく、刺激に強い重層扁平上皮として再生（扁平上皮化生）することによって刺激からの防御を試みることがあります。また重層扁平上皮でも、より強い刺激に対応できるように上皮を肥厚させたり、角化亢進させたり、その両方を組み合わせた変化を呈することがあります。また剥離しにくいように上皮脚を延長させ、上皮と非上皮を互いに深く噛み込ませて接触面積を大幅にアップさせ、それをさらに複雑化（バージョンアップ？）させて網状の上皮脚延長の形状を取ることで、剥離させようとする力に対抗する…と、理にかなった？ minor change による防御を行っているわけです。

■共通する上皮の特徴

　概説してきたように上皮も目的に応じて種々の形態を呈するわけですが、その基本構造には大きな共通項があります。上皮は細胞同士の接着性が強く、敷石状に配列（平坦に並んで横つながり）する性格があります。これは上皮の第一の役割である外界からの刺激を遮断するためのものであり、細胞同士が強固につながって面を作り、非上皮の部分を覆うためのものです。これが物理的な防御システムの根幹を成すものです。

刺激に対応した上皮の変化

A：歯髄ポリープ（増殖性歯髄炎）の被覆上皮

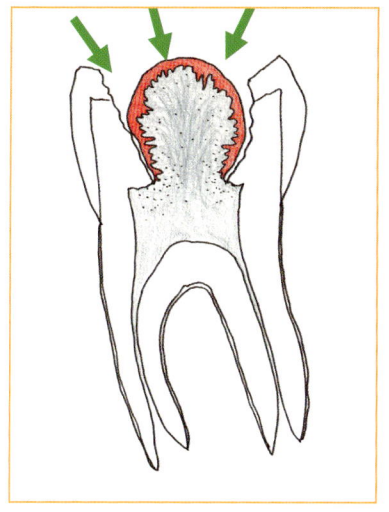

B：歯根嚢胞の内腔裏装上皮

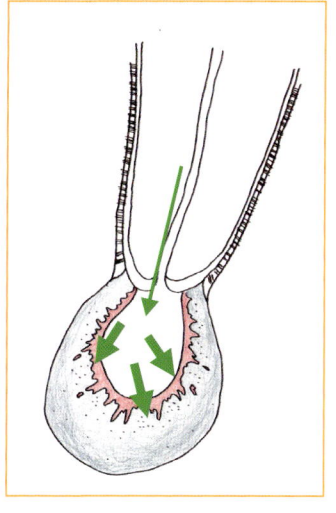

C：辺縁性歯周炎の深部増殖した内縁上皮

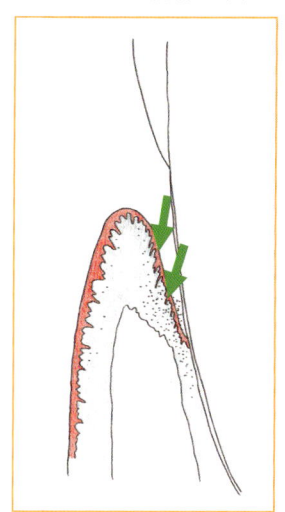

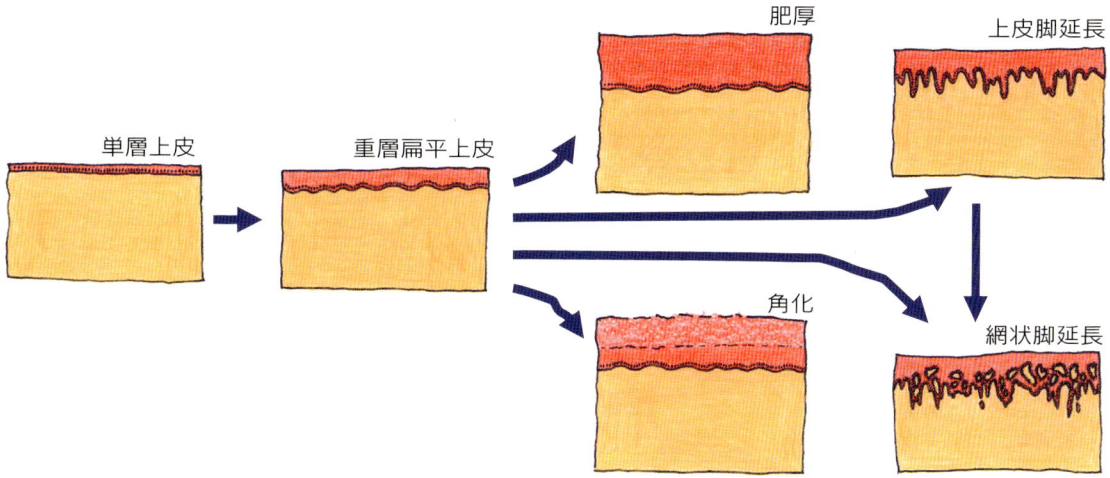

共通する上皮の特徴

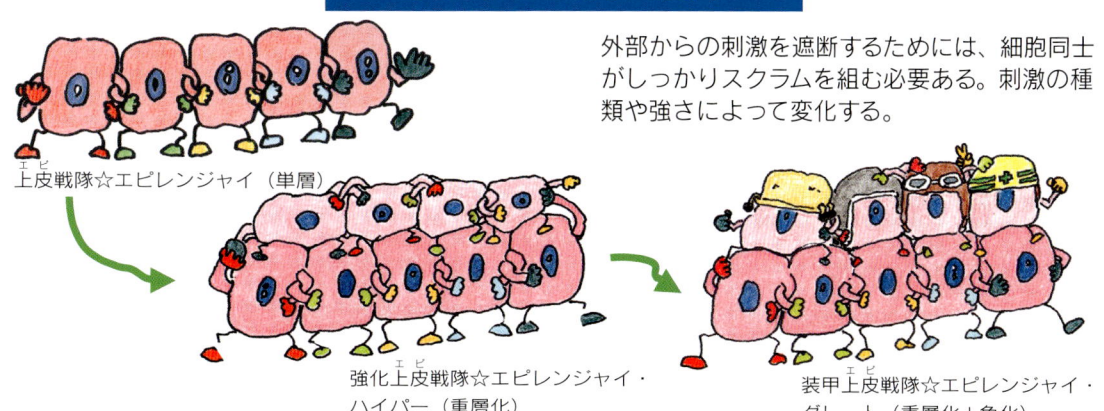

外部からの刺激を遮断するためには、細胞同士がしっかりスクラムを組む必要ある。刺激の種類や強さによって変化する。

生体の防御システム（5）～防御反応とは何なのか？～

第二の砦①：炎症反応による防御システム；炎症とは何だろう

　最前線で体を張って？外界からの刺激と対峙していた上皮組織の防御が突破された場合には、第二・第三の砦が対応します。
　第二の砦は炎症（炎症反応）です。炎症という言葉も頻用されていますが、『防御反応』という言葉同様に、あらたまって『炎症』って何？と聞かれてもなかなか簡単には説明しきれないのではないでしょうか？まずは言葉（定義）の問題からはじめましょうか。

■防御反応って病気？

　教科書の病理総論には、かならず『炎症』の項目があり、まず最初にその定義が記されています。種々の解説がありますが、一般的に『炎症とは、有害な刺激に対する生体防御反応の一連の過程である』といった内容が記載されています。しかし、さて？…である。暴挙反応（ちょっと苦しいか…）ならともかく、防御反応というからには生体に対して良いことを行っているはずであり、その反応を病気としては認識しにくいのではないでしょうか？

■過ぎたるは及ばざるが如し？

　生体内外のさまざまな原因が有害な刺激となり、その有害な刺激や刺激によって障害を受けた組織を処理、修復しようとする（いわゆる防御）反応が、炎症ということになるのですが、その反応が目的を超え、過剰な反応となり、有害に作用することもあるわけです。自分の体のために良かれと思って生じた反応ではありますが、結果的に（一時的な場合もありますが）有害な過剰反応となると、それは病的な状態と認識されるわけです（病的な炎症と呼ぶのが正しいのかもしれません）。
　有害な刺激を除去したり、刺激の作用を軽減しようとしたり、また刺激によって障害された部位を修復しようとする一連の防御反応の過程を炎症と理解してはどうでしょうか。

■有害な刺激って？

　教科書的な炎症の原因としては、生物学的原因、化学的原因、物理学的原因などと分類されているものが多く、生物学的というのは細菌やウイルスの感染、虫刺され、寄生虫などによるもの。化学的というのは、薬品や香辛料、アルコールなどによるもの、生物毒（生物学的なものと重複しますね）。物理的というのは、機械的な刺激や温度刺激、放射線などとして説明されていると思います。

『炎症』という言葉はよく使われるが…

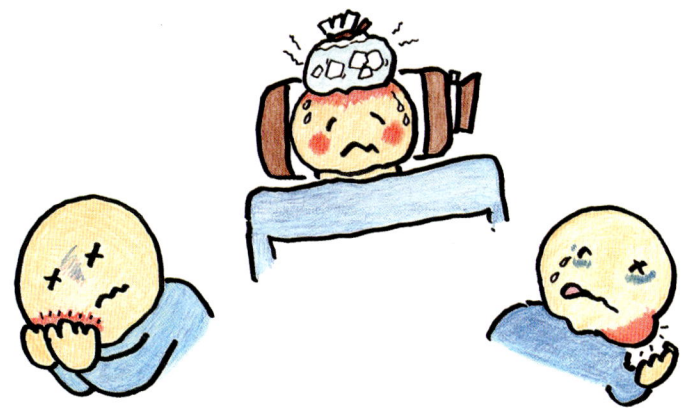

防御反応？って、つらいものなのね……

炎症の原因

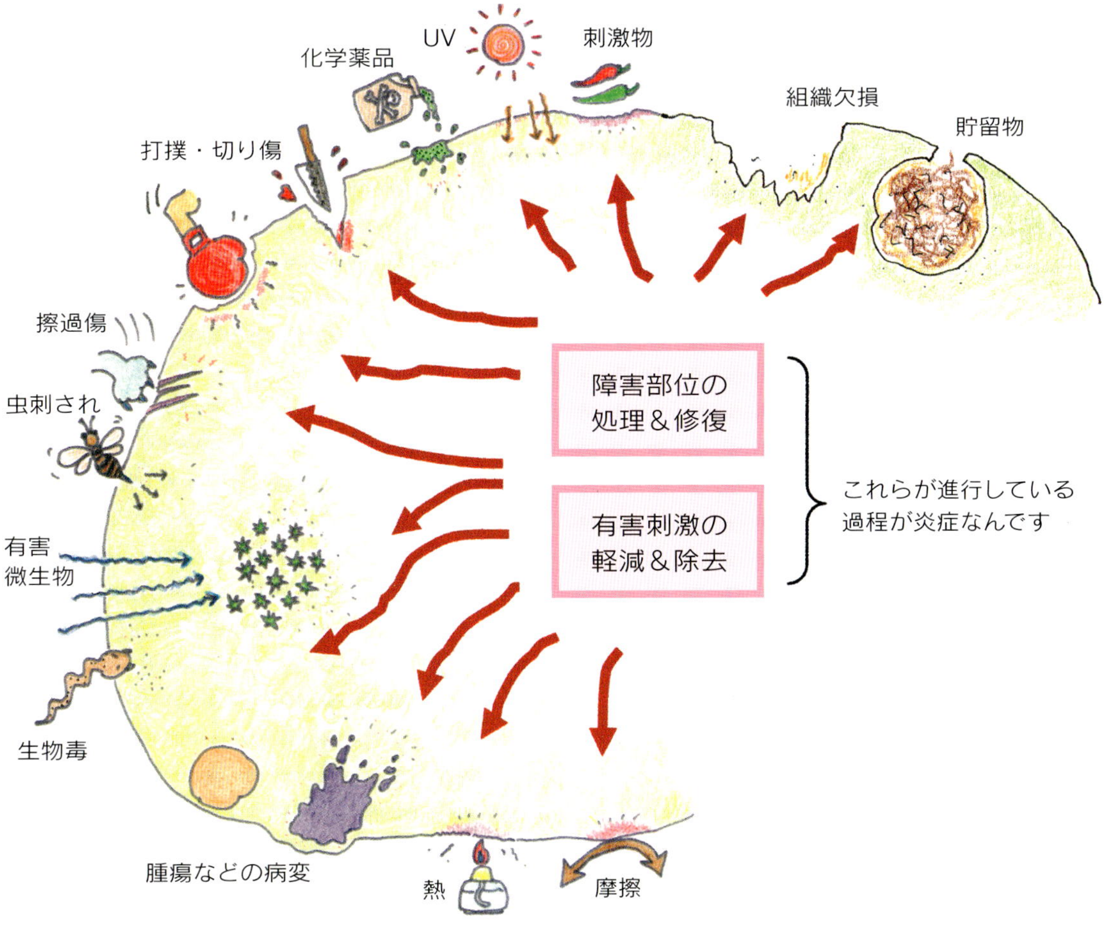

化学薬品　UV　刺激物　組織欠損　貯留物　打撲・切り傷　擦過傷　虫刺され　有害微生物　生物毒　腫瘍などの病変　熱　摩擦

障害部位の処理＆修復
有害刺激の軽減＆除去

これらが進行している過程が炎症なんです

生体の防御システム（5）～つづき～

　もう少し平たく言えば、靴ずれで痛いのも、火傷で水ぶくれができるのも、痴話喧嘩でできた引っかき傷も、頭をぶつけてできるたんこぶも、激辛食品を食べ過ぎたときの唇のヒリヒリも、程度の差はあれみんな炎症が生じていることによる症状ということになります。また、顕微鏡レベルで考えても細菌やウイルスなどの侵入といったことだけではなく、腫瘍細胞が周囲組織を破壊することも、当然有害な刺激となるわけです。そのほか棘が刺さった部位や、下口唇の誤咬により流出・貯留した粘液（唾液）も、血管内に生じた粥状腫や血栓も、本来は生体が産生したものであっても、すでに異物として認識され、有害な刺激となるわけです。

　ただ刺激が強いものだけが原因になるということではなくて、微弱な刺激でもそれが長期間続くとそれも有害な刺激となりうることがあります。つまり、どんなものでも炎症の原因になりうるということです。

■病的な炎症の症状は？

　『防御反応の過程』とひと口で言っても、前項で説明したように、原因（有害な刺激）の除去や、刺激の軽減を行っている過程や、障害を受けた部位での処理過程もあります。またそれぞれの過程の規模（原因の量、障害の程度）や期間も、当然個々によってさまざまです。それによって症状の程度や期間も変わってくるのは当然のことだと思われます。一般的には急性炎症では、症状も強く出ることが多いのに対し、慢性炎症は比較的症状に乏しいのが特徴です。また慢性炎症の経過としては、急性炎症から慢性炎症に移行する場合と、最初から慢性炎症として経過する場合があります。

■山ほどある？　炎症の種類

　詳細は後述しますが、一般的にどの行程が主体となっているかで、急性炎症か慢性炎症か区別します（炎症の経過による分類）。急性炎症と慢性炎症といった経過による分類のほかに、炎症にはいくつかの分類の仕方（決まりごと）があります。胃炎、肝炎、歯髄炎といった分類は、どこに（どの臓器に、どの部位に）その炎症の主体があるのかで分けたもので、主座による分類といいます。またウイルス性炎やアレルギー性炎といった原因による分類のほか、壊疽性炎、化膿性炎、増殖性炎といったような、組織学的（顕微鏡）レベルでどんな変化をしているのかによる分類があります。一般的には急性ウイルス性肝炎、慢性増殖性唾液腺炎といったように、それらの分類を組み合わせた名称がよく用いられていますし、そのほうがより良くその病態を表現している疾患名です。

急性炎と慢性炎の経過イメージ

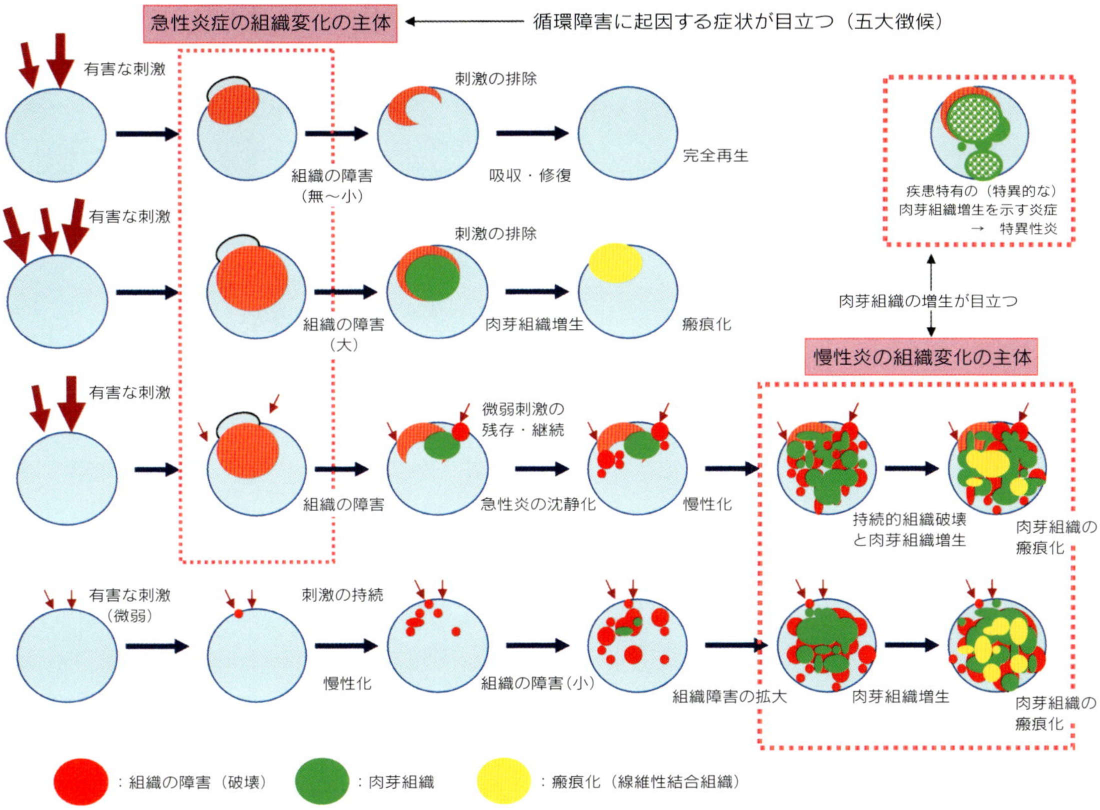

急性炎症の組織変化の主体 ← 循環障害に起因する症状が目立つ（五大徴候）

有害な刺激 → 組織の障害（無〜小） → 刺激の排除・吸収・修復 → 完全再生

有害な刺激 → 組織の障害（大） → 刺激の排除・肉芽組織増生 → 瘢痕化

有害な刺激 → 組織の障害 → 微弱刺激の残存・継続／急性炎の沈静化 → 慢性化 → 持続的組織破壊と肉芽組織増生 → 肉芽組織の瘢痕化

有害な刺激（微弱） → 刺激の持続／慢性化 → 組織の障害（小） → 組織障害の拡大 → 肉芽組織増生 → 肉芽組織の瘢痕化

疾患特有の（特異的な）肉芽組織増生を示す炎症 → 特異性炎

肉芽組織の増生が目立つ

慢性炎の組織変化の主体

● ：組織の障害（破壊）　● ：肉芽組織　● ：瘢痕化（線維性結合組織）

炎症の命名法？

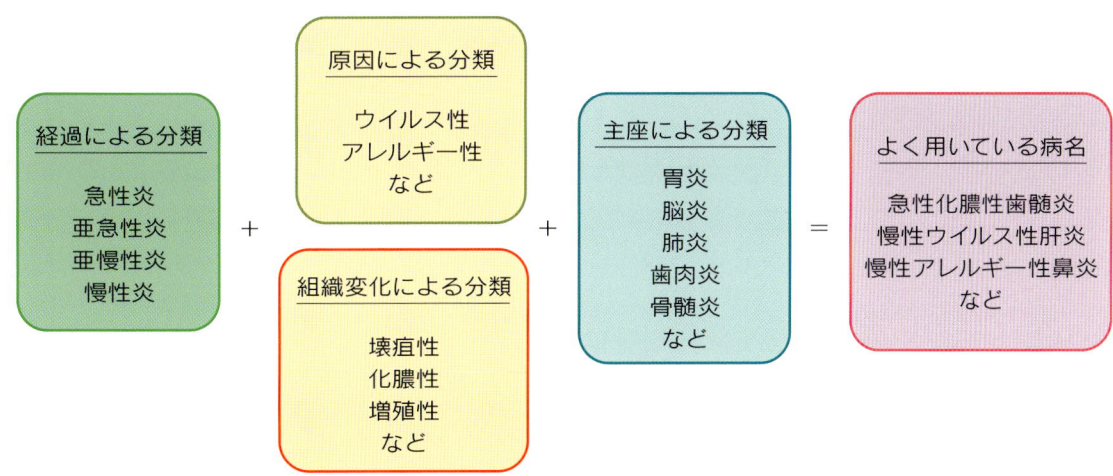

経過による分類
- 急性炎
- 亜急性炎
- 亜慢性炎
- 慢性炎

＋

原因による分類
- ウイルス性
- アレルギー性
- など

組織変化による分類
- 壊疽性
- 化膿性
- 増殖性
- など

＋

主座による分類
- 胃炎
- 脳炎
- 肺炎
- 歯肉炎
- 骨髄炎
- など

＝

よく用いている病名
- 急性化膿性歯髄炎
- 慢性ウイルス性肝炎
- 慢性アレルギー性鼻炎
- など

生体の防御システム（6）～防御反応とは何なのか？～

第二の砦②：炎症反応による防御システム；炎症の症状とは

■炎症の五大徴候は、急性炎症時の症状？

　発熱、発赤、腫脹、疼痛を炎症の四大徴候、もしくはそれに機能障害を加えて五大徴候と呼んでいます。古代より認識されていた炎症時の症状のことで、以前の教科書では、それをあらわした古代彫刻の絵や写真がよく掲載されていました。しかし、じつはこの五大徴候というのは、正確に言うと『急性炎症の五大徴候』ということになります。慢性炎症では著明な（認識しうる）症状がみられないことが多いですから、『腫れた（腫脹）』『熱が出た（発熱）』『痛い（疼痛）』といった症状がはっきりしないまま経過することが多いのです。したがって五大徴候とは急性炎症時にみられる症状ということになります。

■五大徴候を具体的に例えると…

　いわゆる『風邪』というのは、上部呼吸器の急性炎症によるものですが、①熱が出て、のど（扁桃腺）が、②赤く、③腫れて、④痛くて、つばもうまく⑤飲み込めない…といった症状は、誰でも経験があるのではないでしょうか。①～⑤が五大徴候ということになります。

■なぜ赤く腫れる…？

　話は少しそれますが、病気の名前に白や赤（紅）がつくものがあります（多形滲出性紅斑、白板症など）。それが肉眼所見に由来している名前なら一般的に、『白』は、重層扁平上皮の角化が亢進して最上層（再表層）の角化層を含めた上皮が厚くなり、上皮下の血管の状態（赤色調）が反映されにくい状態が考えられます。一方、『赤（紅）』は血管が増えているか、充血によって拡張している状態もしくは、血管結合織の上を覆っている上皮が薄く、正常時よりも血管色が反映しやすい状態（透けて見える）などが考えられ、そのような病態を指す名称に用いられています。そこで炎症に話は戻りますが、五大徴候のうちの『発赤』も、理屈は同じで、局所の循環障害（広義の充血）によって、血管の拡張や血流量の増加が生じたものを、皮膚や粘膜を通して『赤くなった』と肉眼的に認識しているということです。

※重層扁平上皮をカラーで図示する場合、右図でもそうですが、角化層を含む上皮層を無意識のうちに赤い系統の色で表現していることが多いと思います。これは顕微鏡で見慣れたHE染色標本で、エオジンに好染しているイメージを無意識のうちに表現しているのかもしれません。しかし、実際の上皮はメラニン顆粒などの色が加わった白色透明調と考えられ、上記のように上皮自体が赤色調を呈するのではなく、赤色調は上皮の厚さと、上皮下の血管の状態に影響されるものであることをより理解してください。

炎症（急性炎）の五大徴候

1. 発熱（扁桃、咽頭部の熱感）
2. 発赤（扁桃、咽頭の発赤）
3. 腫脹（扁桃の腫脹）
4. 疼痛（咽頭痛、扁桃痛、嚥下痛）
5. 機能障害（嚥下困難、嗅覚低下）
　……って感じでしょうか？

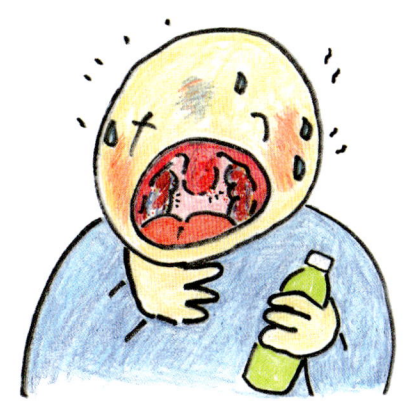

なぜ赤く、なぜ白く見えるのか？

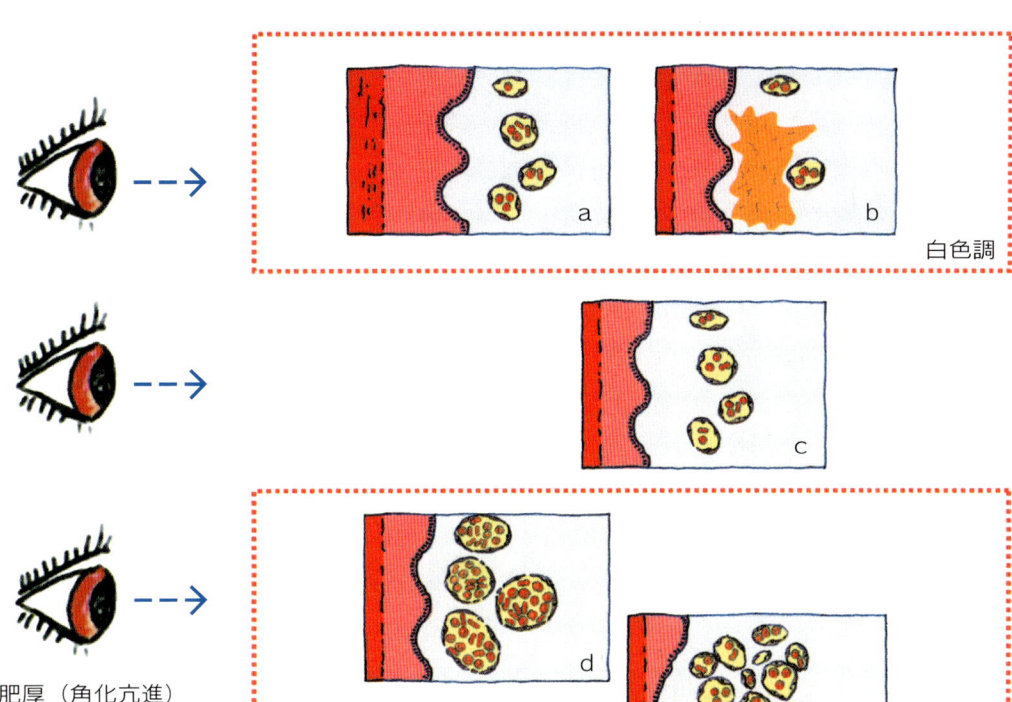

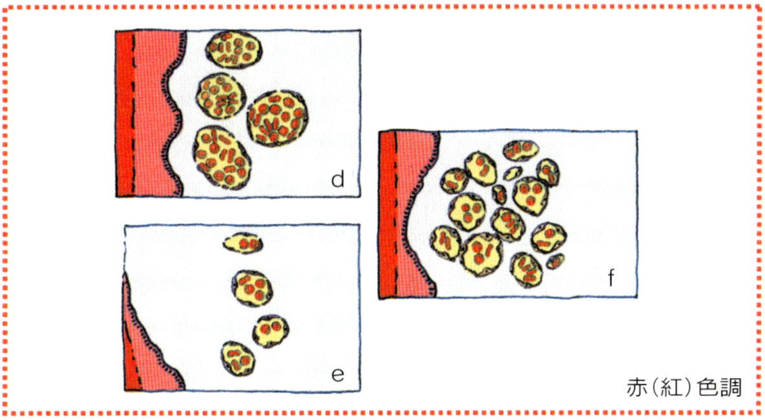

a. 上皮肥厚（角化亢進）
b. 瘢痕化（血管減少）
c. 正常
d. 充血
e. 上皮菲薄化（欠損）
f. 血管増生

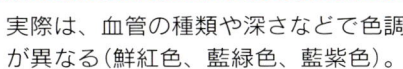

実際は、血管の種類や深さなどで色調が異なる（鮮紅色、藍緑色、藍紫色）。

生体の防御システム（7）～防御反応とは何なのか？～

第二の砦③：炎症反応による防御システム；炎症の発生には…

■局所の循環障害とは？

　種々の原因によって炎症が生じることはすでに説明しましたが、どんな原因であろうとも、それらによって生体に障害が生じているはずです。それは肉眼的に確認できるような変化であったり、そうではなく顕微鏡レベルでの場合もあるでしょう。いずれにしても、生体側としては不都合が生じているわけですから、防御反応として原因を排除するとともに、生じた障害を改善しようとするわけです。

　その合図というか、号令に相当するのが、さまざまな難しい？横文字の化学的伝達物質（ケミカルメディエーター：プロスタグランジン、ブラジキニンなど）の作用です。本稿では詳細なメカニズムは思い切って無視しますが、異常を察知した生体は伝達物質などによって、毛細血管の周囲に存在する肥満細胞（マストセル）に指示を与え、細胞質内にたっぷり蓄えているヒスタミン顆粒や、血小板が放出するセロトニンによって血管内皮細胞の透過性（炎症細胞や血液成分などの血管の壁の通り抜け易さ）を亢進させます。

　また、一方では化学伝達物質や血管神経などの作用により、毛細血管〜細静脈レベルで、広義の充血が生じます。よくいわれているのはヒスタミンと結合した毛細血管の内皮細胞が収縮することプラス充血により、血管透過性が亢進すると考えられています。血管内に多量の血液が入っていて（内圧が高い状態で）、血管透過性が亢進（血管壁の孔が大きくなった）していると考えると、必然的に内圧を低下させるべく血管内の成分（すなわち血液成分）が、血管外に出てバランスを取ろうとするはずです。血液成分が血管外に出ていくことを**滲出**といいます。上記の血管の変化と血液成分の動きを併せて、局所の循環障害と考えています。

　次のページ以降で、もう少し別角度からこの局所の循環障害について説明していこうと思いますが、急性炎症の主たる組織変化は、この循環障害（**滲出**）だと理解してください。

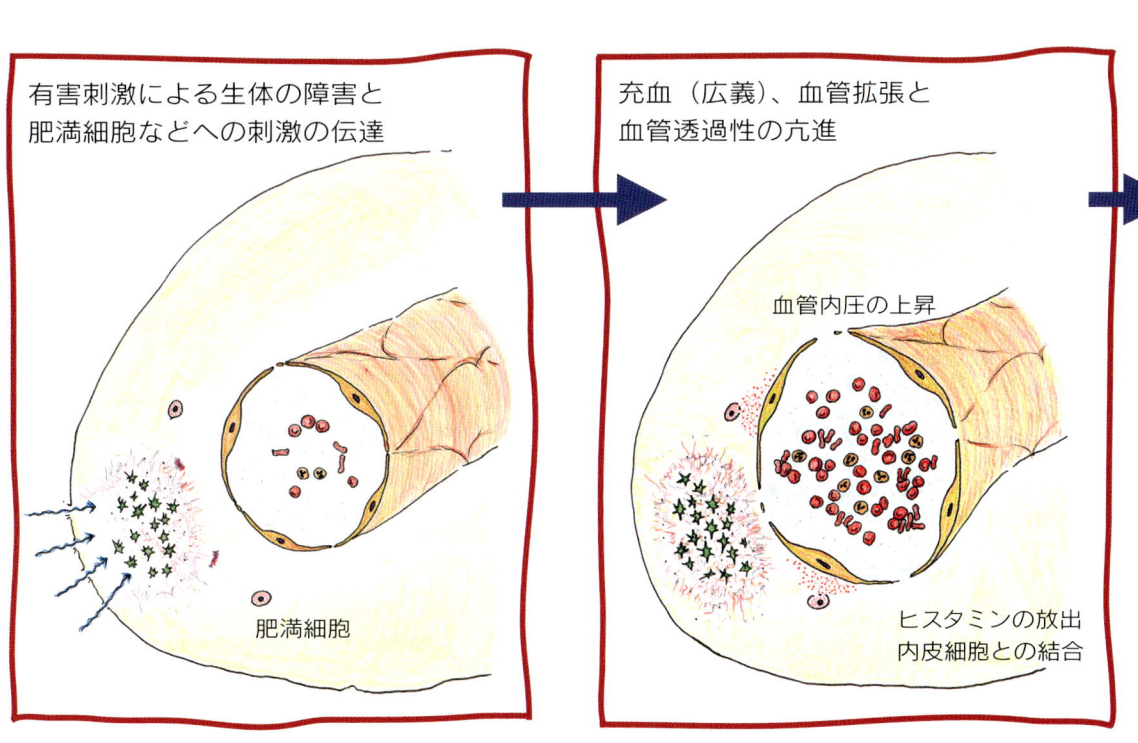

血管の変化＋血液成分の動き＝局所の循環障害

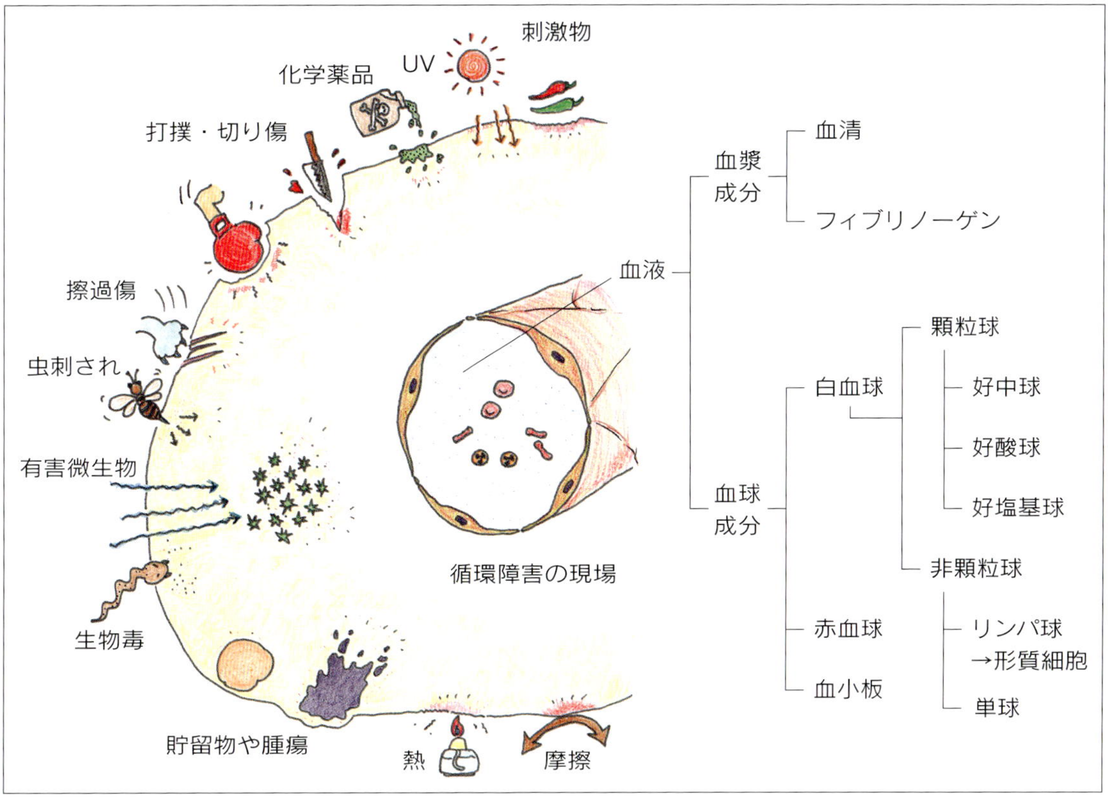

- 刺激物
- UV
- 化学薬品
- 打撲・切り傷
- 擦過傷
- 虫刺され
- 有害微生物
- 生物毒
- 貯留物や腫瘍
- 熱
- 摩擦

循環障害の現場

血液
- 血漿成分
  - 血清
  - フィブリノーゲン
- 血球成分
  - 白血球
    - 顆粒球
      - 好中球
      - 好酸球
      - 好塩基球
    - 非顆粒球
      - リンパ球→形質細胞
      - 単球
  - 赤血球
  - 血小板

有害刺激による生体の障害と肥満細胞などへの刺激の伝達

肥満細胞

充血（広義）、血管拡張と血管透過性の亢進

血管内圧の上昇

ヒスタミンの放出
内皮細胞との結合

生体の防御システム（8）～防御反応とは何なのか？～

第二の砦④：炎症反応による防御システム；滲出性炎について

■滲出って、何がどこに滲むの？

　滲出（しんしゅつ）の『滲』の文字には、滲む（にじむ・そのものの内部に含まれている液体成分が徐々に広がり、本来の枠の外に及ぶ…三省堂新明解国語辞典より）、滲みる（しみる）といった意味があります。つまり毛細血管の中を流れている血液成分が、徐々に血管外に出て行くということです。その現象が主体となる炎症を滲出性炎と呼びます。

■滲出性炎にもいろいろあったけど…

　血液のどの成分が主体で滲出しているかで滲出性炎を細分類しています。ただ、これには滲出していく順番と理由があり、そこがわかれば、丸暗記する必要はありません。教科書的には、漿液性炎、線維素性炎、化膿性炎、出血性炎、壊疽性炎、カタル性炎が滲出性炎として挙げられていますが、壊疽性炎とカタル性炎はプラスアルファ的に覚えるとして、それ以外の基本となる4つをしっかり理解できれば大丈夫です。ひとまず、血管の中に何が流れているか思い出してください。血液が流れているわけですが、血液は血漿成分（水っぽい成分）と血球成分（細胞成分）から構成されています。さらに血漿成分は血清（本当に水っぽい部分）と、フィブリノーゲン（血管外に出るとフィブリン＝線維素になる）からなっており、血球成分は赤血球と白血球および血小板からなっています。ここでは白血球の中の好中球と赤血球だけを代表にして、①血清、②フィブリノーゲン、③好中球、④赤血球の四成分が、どの順番で滲出していくかを考えていきます。

■ラーメンどんぶりの穴

　くだらない質問で申しわけありませんが、ラーメンの入っているどんぶりに、小さな穴が開いていたら（たとえば直径1mm弱くらいでしょうか…）そこから何が出てくるでしょうか？…まあ、普通は『スープ！?』という答えが返ってくるのではないでしょうか。では、もう少し大きな（直径5mm弱）穴が開いたら？『麺？』とか『ねぎ？』という答えが、さらに大きな穴（直径10mm程度）なら？『メンマ？』…といった風に、あたり前ではありますが、穴のサイズによって出てくるラーメンの具材は違ってきます。それと同じように血液成分を具材、どんぶりの穴の大きさを血管透過性亢進の程度と置き換えて考えてみてはどうでしょうか？そうすると、①血清＝スープ、②フィブリノーゲン＝ねぎ、③好中球＝麺、④赤血球＝メンマといった感じでしょうか？上記の順番で出てくるわけで、それぞれに①血清が主体の滲出性炎→漿液性炎、②線維素の析出（フィブリノーゲ

滲出する順番と成分

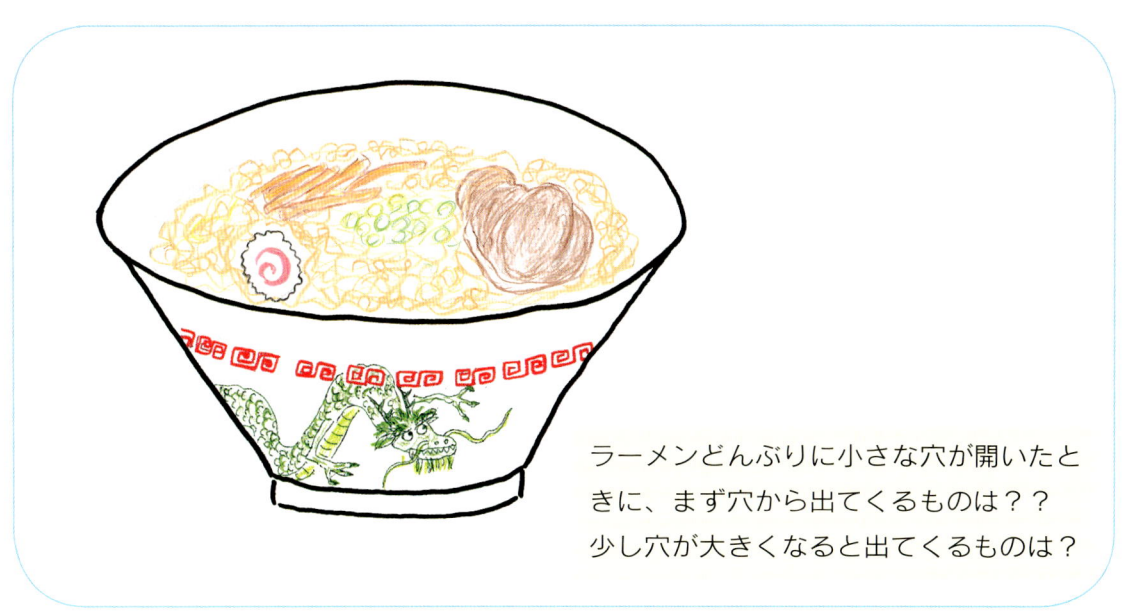

ラーメンどんぶりに小さな穴が開いたときに、まず穴から出てくるものは？？
少し穴が大きくなると出てくるものは？

血清の滲出（漿液性炎）

水腫による腫脹

原因物質の希釈・中和

（ ← や ←‥ は血流の状況を表現）

フィブリノーゲンが滲出し、フィブリン網を形成（線維素性炎）

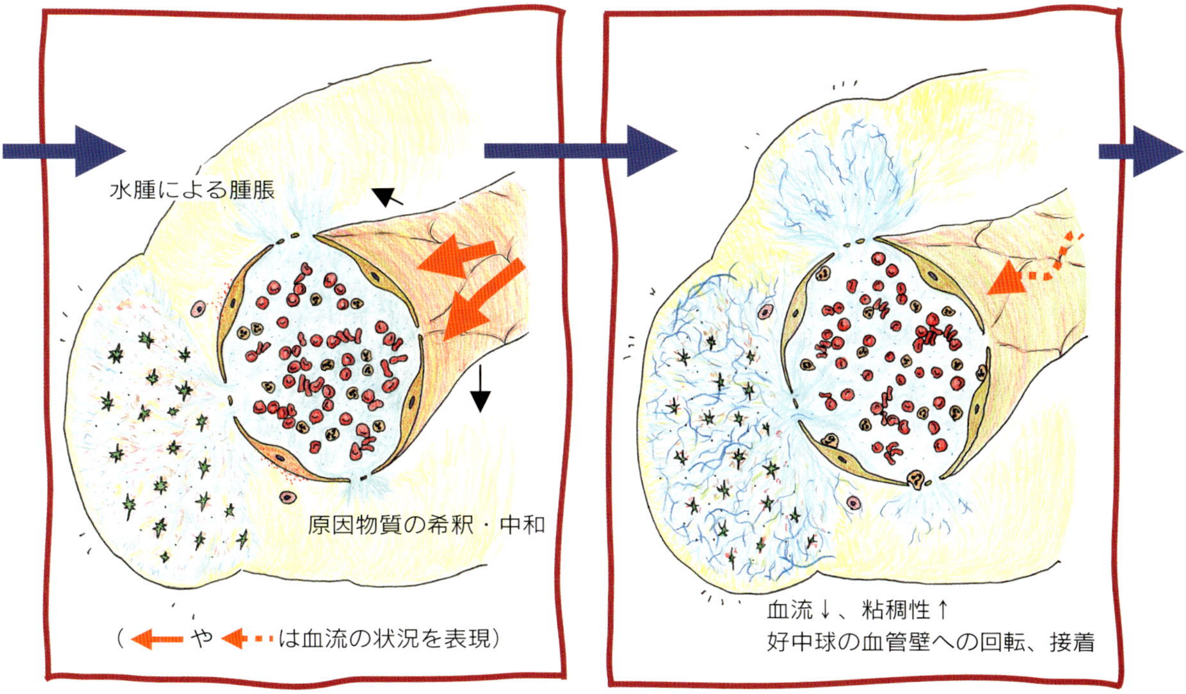

血流↓、粘稠性↑
好中球の血管壁への回転、接着

生体の防御システム（8）〜つづき〜

ンの滲出）が主体の滲出性炎→線維素性炎、③好中球の滲出が主体の滲出性炎→化膿性炎、④赤血球も滲出するような状態→出血性炎という名称が付いています。

■血清はあっさりスープ？

　血液成分の中で、一番水っぽい成分（サラサラしている？）は血清ですから、小さな穴（内皮細胞の透過性が低い段階）でも、滲出することができます。また血清は血管外に存在する炎症の原因となる物質の希釈や、中和といった役割も担っています。フィブリノーゲンは，血管外に出ると綿状（綿あめ状？）のフィブリンに変化し、フィブリン網を形成します。フィブリン網を形成することによって、炎症の範囲を限局させる効果もあるとされています。

■水溶き片栗粉

　血管内の血漿成分（血清＋フィブリノーゲン）が血管外に滲出すると、血管内はどのような状態になるでしょうか？水っぽい成分が抜けてしまったので、血液の流れは緩やかになっていることが想像できると思います。さらに、結果的に血球成分の比率が高くなった状態ですので、血液の粘稠性が上昇すると考えられます（Ht 値の上昇）。水を大量に使った水溶き片栗粉と、水が少ない状態での水溶き片栗粉を比較して、どちらが粘っこいかという話です。粘稠性が高くなるとさらに血流が緩やかになることはいうまでもありませんが、見方を変えると血栓ができやすい状態だといえるかもしれません。

■好中球は喧嘩好き？

　好中球は喧嘩っ早い野郎です。血管の外に炎症の原因となるような何かがいるとわかったら、すぐに血管の外へ出て行って、問答無用で殴りかかっていきたい奴なのです。しかしながら、血管の中はそれなりの速度で大量の血液が流れていますので、血管の壁にしがみついて、出口を探すといったことすら困難な状況にあるわけです。しかし上記のように血漿成分が滲出してくれると、血流が緩やかになり粘稠性も上昇するために、外に出たい好中球はようやく血管壁にたどり着いてへばりつくことできるわけです。壁にへばりつくことができたらもうこっちのものです。壁を回転しながら移動し、内皮細胞の隙間に体を無理矢理押し込み、まるでヨガの達人が、自分の関節をはずして小さな窓から脱出するように、好中球も血管外になんとか出て行きます。これを好中球の遊出、遊走といいます（遊びに行くわけではありません）。血管外に出て外敵と戦った残骸（死んだ好中球や壊死組織など）を膿と、膿に変化することを化膿と呼んでいるわけです。

＊＊＊ Dental & Oral ＊＊＊
その① 歯髄炎はなぜ痛い？

　急性症状（我慢できない痛み）を主訴として、歯科医を訪れる患者さんの原因の多くが急性歯髄炎や根尖性歯周炎の急性発作と思われます。よく体の中の三大痛い場所？として『爪』『耳』『歯』が挙げられます。これらに共通しているのは、周囲を硬組織で囲まれた環境にあるということです。歯髄は歯質に囲まれていますし、歯根（根尖部）は歯槽骨に囲まれています。そこに滲出性炎が生じるとどういうことになるでしょうか？急性炎症の五大徴候に伴う症状が出てくるわけですが、そこに血管成分が滲出しても、周囲が硬組織で囲まれているため歯髄組織は腫脹するスペースがありません。そのため歯髄腔の内圧が非常に亢進し、知覚神経への圧刺激も強くなり激痛を生じることとなります。

　処置としては、外部から穿通させ滲出液を排出させ内圧を減少させることを試みます。臨床的にはエンジンやタービンで歯髄腔に穿孔させたり、リーマーやファイルで根充剤を除去したり、メスで根尖部に切開を加えるなどして、多量の排膿（血性の膿のことも多い）がみられると苦痛に歪んでいた患者さんの顔つきが温和な表情に戻ります（じつは歯科医師の表情も温和になっているはずです）。つまり、歯髄など周囲を硬組織に囲まれた組織は、滲出時に『腫れることができない』ために激痛を生じていることになります。逆説的になるかもしれませんが、また腫脹も程度によりますが、『腫れる』ことによって減圧を行っていると考えることもできるわけです。

好中球の滲出（遊出）、遊走、異物の貪食（化膿性炎）

赤血球が血管外に出る
≒血液全成分が血管外に出る
＝出血（出血性炎）

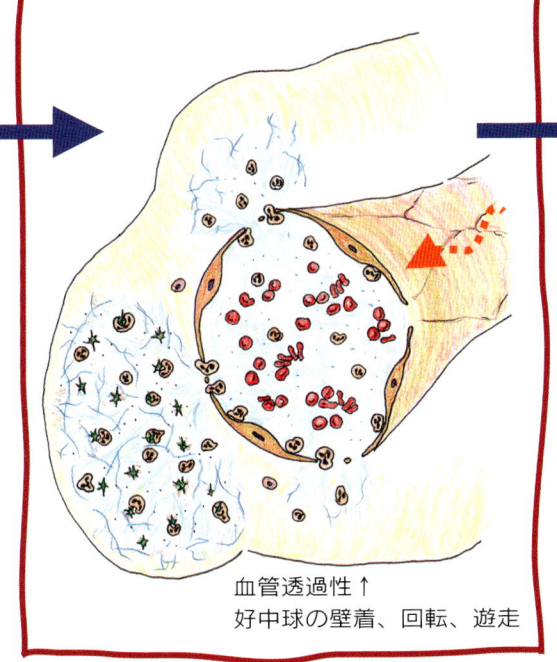

血管透過性↑
好中球の壁着、回転、遊走

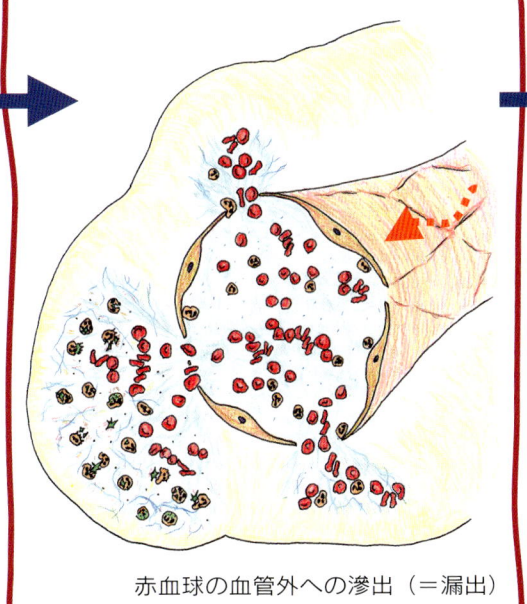

赤血球の血管外への滲出（＝漏出）

生体の防御システム（8）〜つづき〜

■炎症？ 出血？

　残りは赤血球、ですが…赤血球自体は、好中球のように自分から外に出て行くような積極性も、血管外で何が起こっているのかもとくに興味はないのだと思います（たぶん…）。

　しかし、内皮細胞の透過性が亢進して赤血球が無理せず滲出できるようなサイズになり、他の成分などと一緒に血管外への流れがあれば、とくに抗うこともなく血管の外へ滲出して行くのではないかと思います。ですから、たまたま出てしまった程度のことで、赤血球が血管外に滲出することに特別な意味はないと思うのですが？？

　ただし、赤血球が血管外に出るということは、一応血液の全成分が血管外に出ているとみなします（チャーシューがラーメンどんぶりの外に出ていれば、そのどんぶりの穴からはすでにスープや麺、ねぎ、メンマなどの具材も外に出ているはず？）。これは『出血』の定義に当てはまりますので、出血性炎という名称でも矛盾しないということです。また、ここでいう出血は当然破綻性の出血ではなく、漏出性の出血が生じたということになります。

■滲出物のその後？

　滲出物が順番に血管外に出てくるのはいいのですが、血管の外に溜まった滲出物はどう処理されるのでしょうか？

　火傷などでできる水ぶくれも、滲出性変化によるものと思われますが、皮膚表面に近い部位で起こった場合に、自分で焼灼消毒した縫い針などで穿孔させて、透明だけどちょっと粘稠性のある液を出した経験はないでしょうか？

　皮膚や粘膜の破壊が伴うような状態であれば、滲出液も流出してしまいますが、そうでない場合は、浮腫などの転帰と基本的に同じだとすると、液成分は少量であればリンパ管に吸収されます。炎症細胞などの残骸は壊死物質としてマクロファージなどによって処理されます。またごく軽度の組織破壊があった場合は、部位にもよりますが再生もしくは、それに近い形での修復が行われます。ただし、いずれも原因の除去がなされた場合…という条件付です。

　また、滲出物が多量に存在する場合や組織破壊がそれなりに生じた場合は、ただ単純に治癒するというわけにもいかず、肉芽組織を介した修復機転が働くこととなりますが、この説明は次項で。

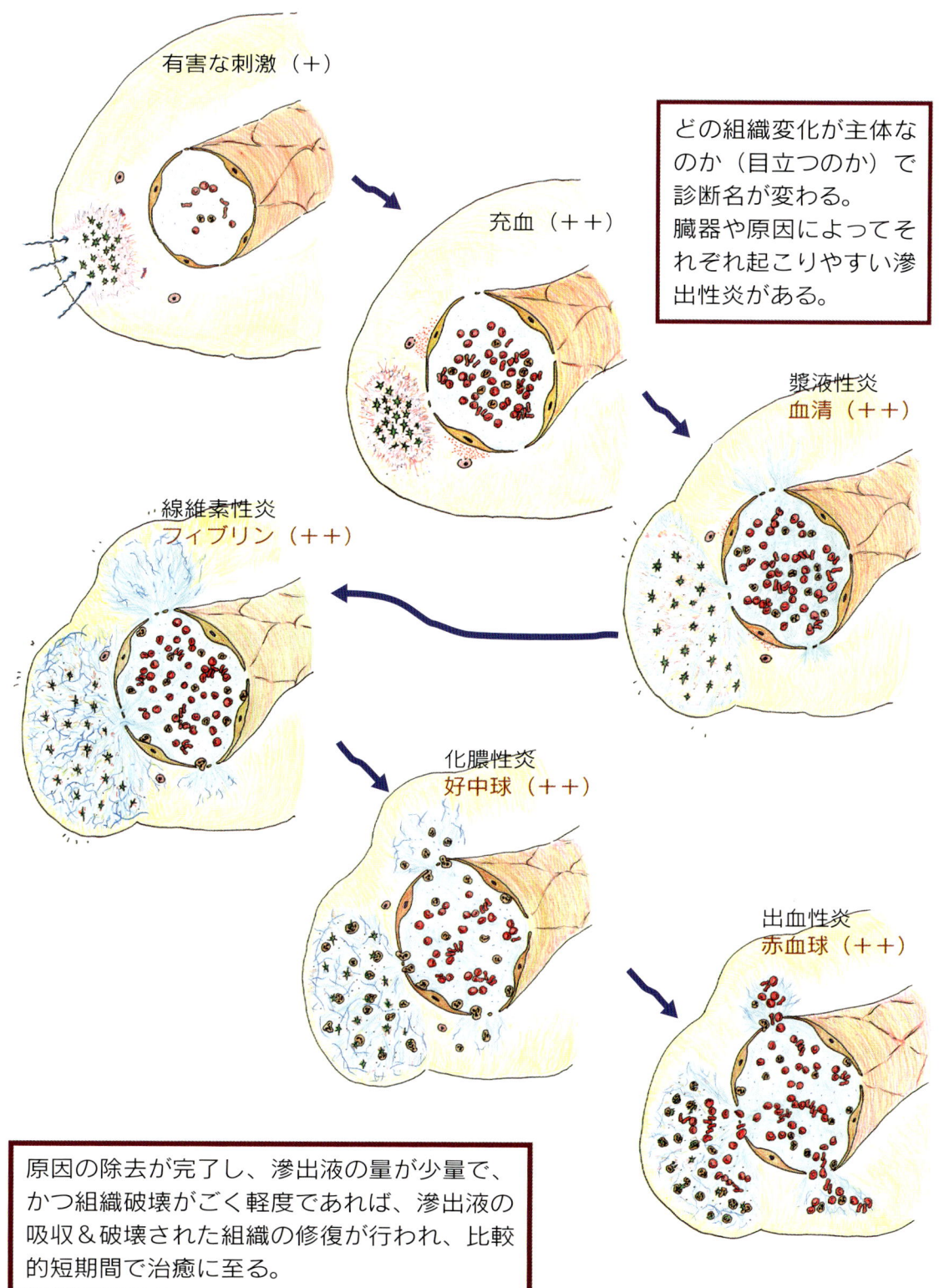

生体の防御システム（9）～防御反応とは何なのか？～

第二の砦⑤：炎症反応による防御システム；慢性炎症とは

■くすぶる山火事？

　時折、海外から大規模で長期間に及ぶ山火事のニュースが伝えられることがあります。消火活動が追いつかず、火事はじわじわとその範囲を広げていくわけです。その先端部では当然、消火活動が継続されているわけですが、すでに鎮火した地域では、残骸処理などの復旧活動がはじまっています。当初の大きな炎が煙とともに猛烈に燃え上がる様子ではないものの、完全に火が消えずに、ブスブスと煙を上げながら、地味に延焼しているといった状況を想像してください。しばらくしてこの山火事を航空写真や人工衛星画像といったレベルで全体像を観察すると、ブスブスと火が残っている部位よりも、鎮火した広範な領域での復旧活動のほうが目立って見えるはずです。

■慢性炎症の主体は？

　すなわち滲出（性変化）が急性炎症の特徴だとすると、慢性炎症での組織学的変化は、損傷・障害を受けた部位の修復過程（肉芽組織の増生）が主体となっているということです。

　慢性炎症の成り立ちとしては、大きな火災（急性炎＝症状が著明）がいったん鎮火したように見えてじつはくすぶり続け、組織破壊とそれに伴う修復が目立ってくるという、急性炎症から慢性化する場合と、最初から目立たない慢性炎症として進行する場合があります。

　いずれにしても症状が目立たず（五大徴候がない）、そのために長期経過するために、少しずつではあっても組織破壊が進み、それに対する肉芽組織を介した修復過程が目立ってくるのが慢性炎症の共通した特徴といえます。

　また、山火事がくすぶっていると例えたように、大部分は組織破壊に対する修復活動が行われている領域ですが、くすぶっている部位では急性炎症に相当するような組織変化がみられますし、急に風が吹いたりして火事がふたたび大きくなることがあるように、慢性炎症が急性転化することは、一般歯科臨床でもよく経験される事象ではないでしょうか？

　原因が完全に除去（消火・鎮火）されれば、その後は復旧活動に専念できるはずですが、少しでも原因（種火）が残っていると、少しずつとはいえ火災は続き、それに対する消火活動も続行しなくてはなりません。これが長期間にわたって進行するわけですので、大きな火事のように目立たなくとも広範な破壊が進み、それに対する復旧活動も結果的に大規模なものとなるわけです。

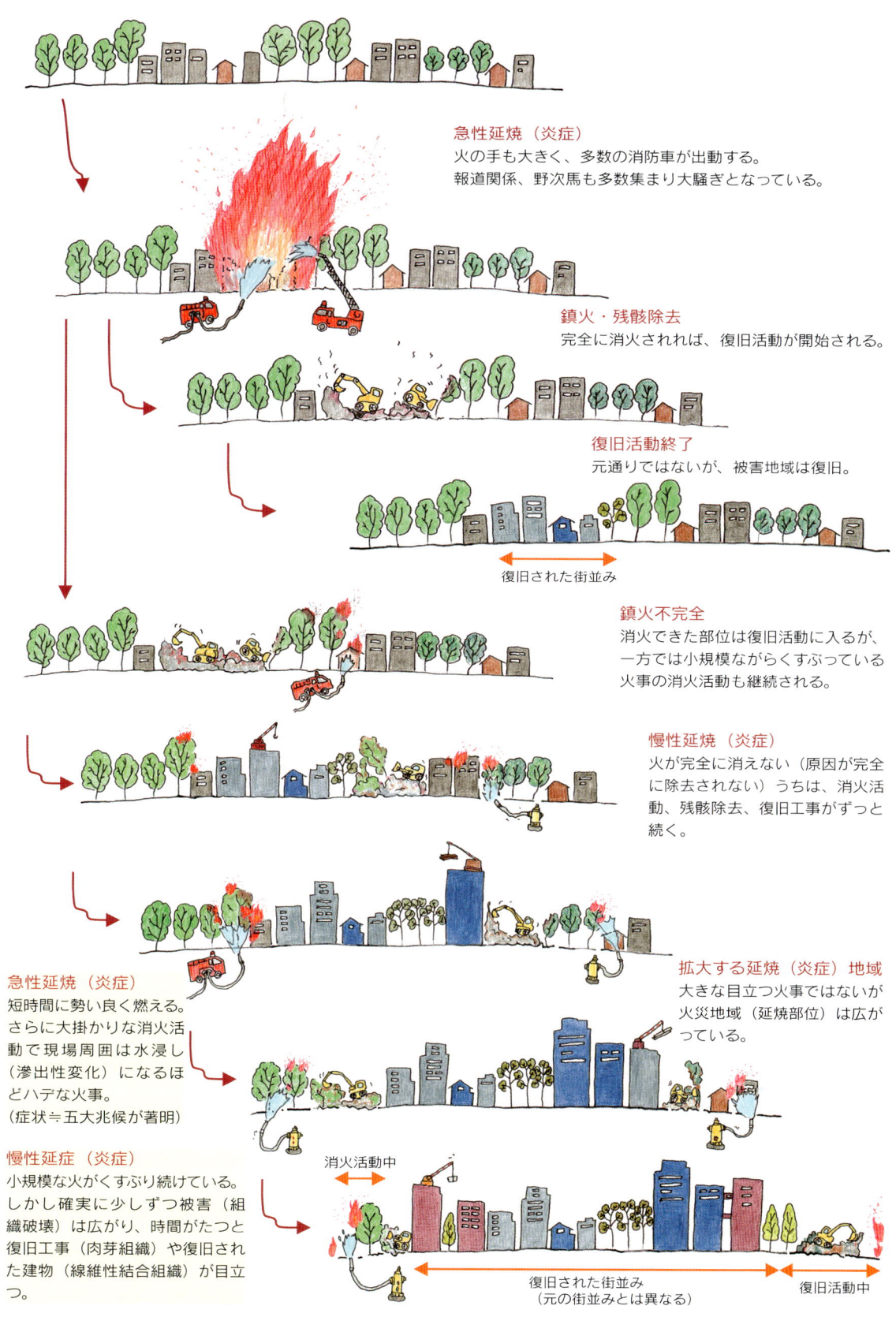

生体の防御システム（10）〜防御反応とは何なのか？〜

第二の砦⑥：炎症反応による防御システム；肉芽組織とは

　慢性炎症は肉芽組織を介した組織の修復が主体ですから、肉芽組織についてもしっかりと理解しなければいけません。『肉芽組織の掻爬』『不良肉芽の除去』など肉芽組織という言葉も臨床上頻繁に用いられていると思います。毎日の歯科診療で、炎症性病変の処置をしない日があるでしょうか？肉芽組織に関係した疾患を治療しない日はあるでしょうか？おそらく歯科医師とは炎症性病変や肉芽組織を扱うプロだと思います。しかし、修復過程に関与するものなのになぜ除去しなければならないのか？また何が不良肉芽で何が不良じゃないのか？など、ここにも意外と疑問点がたくさん潜んでいそうです（P.56参照）。

■何はなくとも？　肉芽組織

　体の中に存在する多種多彩な細胞の中には『芽』という文字の付く細胞があります。代表的なものや歯科に関連するものとしては、

　　・線維芽細胞（fibroblast）
　　・骨芽細胞（osteoblast）
　　・エナメル芽細胞（ameloblast）
　　・象牙芽細胞（odontoblast）

などがあります。これらは、それぞれ線維、骨組織、エナメル質、象牙質を形成する細胞で、『○×▲芽細胞』の『芽』は、『が』と発音します。しかし『肉芽組織』の『肉芽』は、『にくが』ではなく『にくげ』と発音します。

■肉芽細胞という細胞はあるのか？

　肉芽組織はありますが、肉芽細胞という細胞は存在しません。では肉芽組織とは何なのでしょうか？
　『毛細血管、線維芽細胞や滲出液を豊富に含む幼若（幼弱ではありません）な線維性結合組織』といった定義が一般的ですが、なぜそうなのか？を含め、この定義だけでは漠然としてよくわからない点もありますので、もう少し細かく考えてみましょう。

■肉芽組織の主役は？

　肉芽組織の成分は、上記したように毛細血管、線維芽細胞、滲出液（炎症細胞を含む）です。それぞれの成分に大事な役割があるわけですが、強いて主役を選ぶとすると、線維芽細胞になると思います。

肉芽組織図（定番）

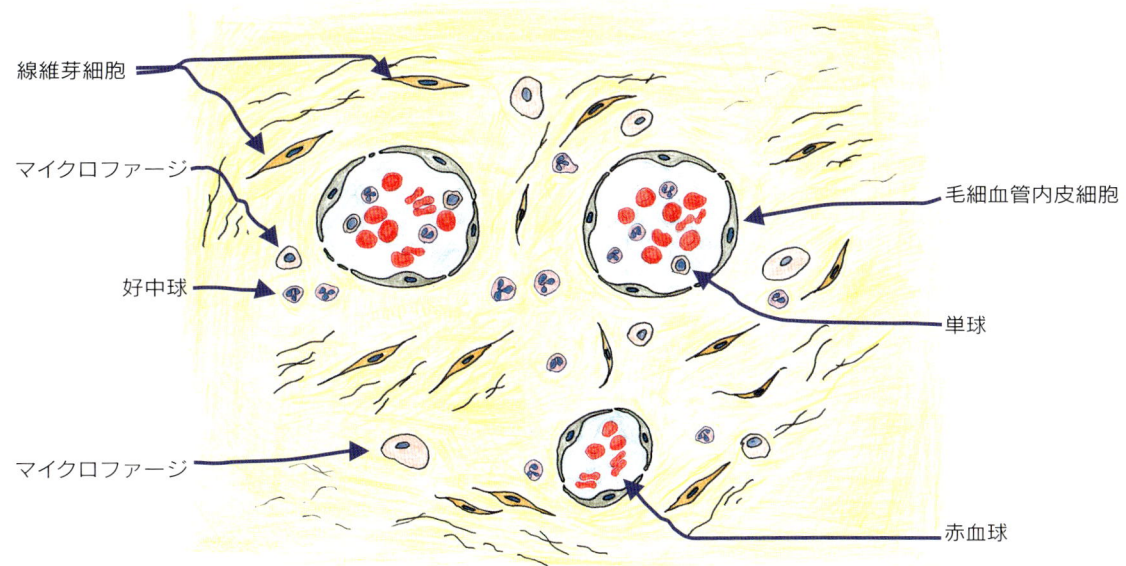

- 線維芽細胞
- マイクロファージ
- 好中球
- マイクロファージ
- 毛細血管内皮細胞
- 単球
- 赤血球

毛細血管、線維芽細胞、炎症細胞を含む滲出液の豊富な幼若な線維性結合組織

肉芽組織図（大胆アレンジ版）

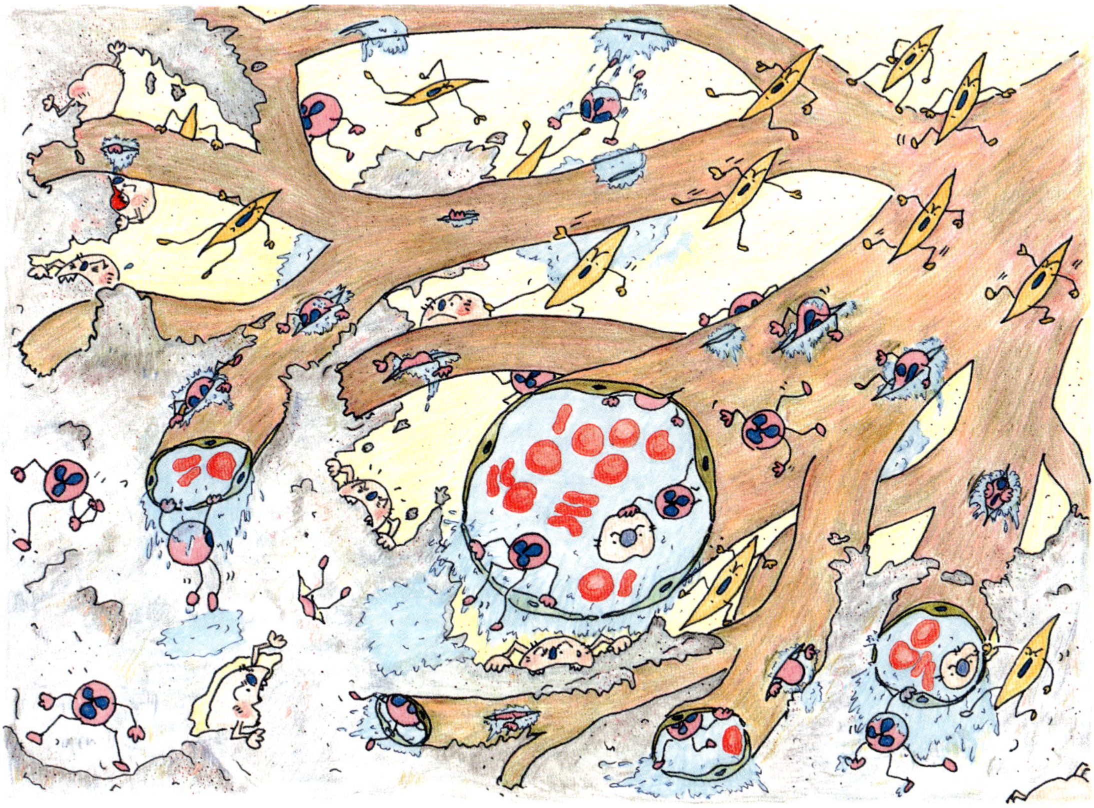

左側の壊死物質（異物）を処理すべく肉芽チームが出動した！

生体の防御システム（10）〜つづき〜

　肉芽組織の役割には、組織の修復、補充、異物処理・被包などがありますが、基本的には線維芽細胞が産生する線維（膠原線維）によってそれらの処置を行うわけですから、その生みの親である線維芽細胞を主役に抜擢させていただきます。

■線維芽細胞が働きやすい環境
　線維芽細胞が修復過程などの大舞台で主役を張って活躍してもらうためには、いくつかの条件があります。そのひとつには、主役をサポートできる優秀な助演役者の存在（仕事っぷり）が挙げられます。

■工事現場に例えてみると
　破壊された組織の修復過程を、災害時などの復旧工事現場に例えて考えてみましょう。荒廃した場所に新たにビルを建てることとなりました。いきなり杭打ちや基礎工事は行わないと思います。その前にブルドーザーやショベルカーなどによる壊れた古い建築物や瓦礫の撤去や整地が必要なはずで、それと同様の作業が生体内でも必要です。それを行っているのが好中球やマクロファージ（大食細胞）などのいわゆる貪食作用を有する細胞たちです。貪食細胞が有する消化酵素などの働きによって、お腹の中に納めた（貪食した）壊死組織などの処理を行いつつ、できたスペースに線維芽細胞が線維を産生していくわけです。

　主役をサポートする助演役者は貪食細胞だけではありません。もうひとりの重要な助演者は、豊富な毛細血管（網）です。現場まで工事車輌が通るために道路が必要です。また、工事車輌への燃料供給や作業員への弁当の手配もしなくてはなりません。工事に必要なものを現場まで搬送する道路が、毛細血管に相当するわけです。好中球などの炎症細胞（血球成分）は血管をルートとして目的地にたどり着くわけですから、修復現場まで細かく延びた毛細血管網が非常に重要になります。

　また、平常時に比較してより活発な作業をどの細胞も行いますので、正常時よりも多くの酸素や栄養分を供給しなければなりません。それらを運搬するためにも、やはりしっかりとした毛細血管網が必要なわけです。

■オールスターキャスト
　このように、線維芽細胞だけでなく毛細血管、貪食細胞などのサポートが必要不可欠であり、登場人物がすべてそろってはじめて、肉芽組織がその役割を果たすことができるのです。

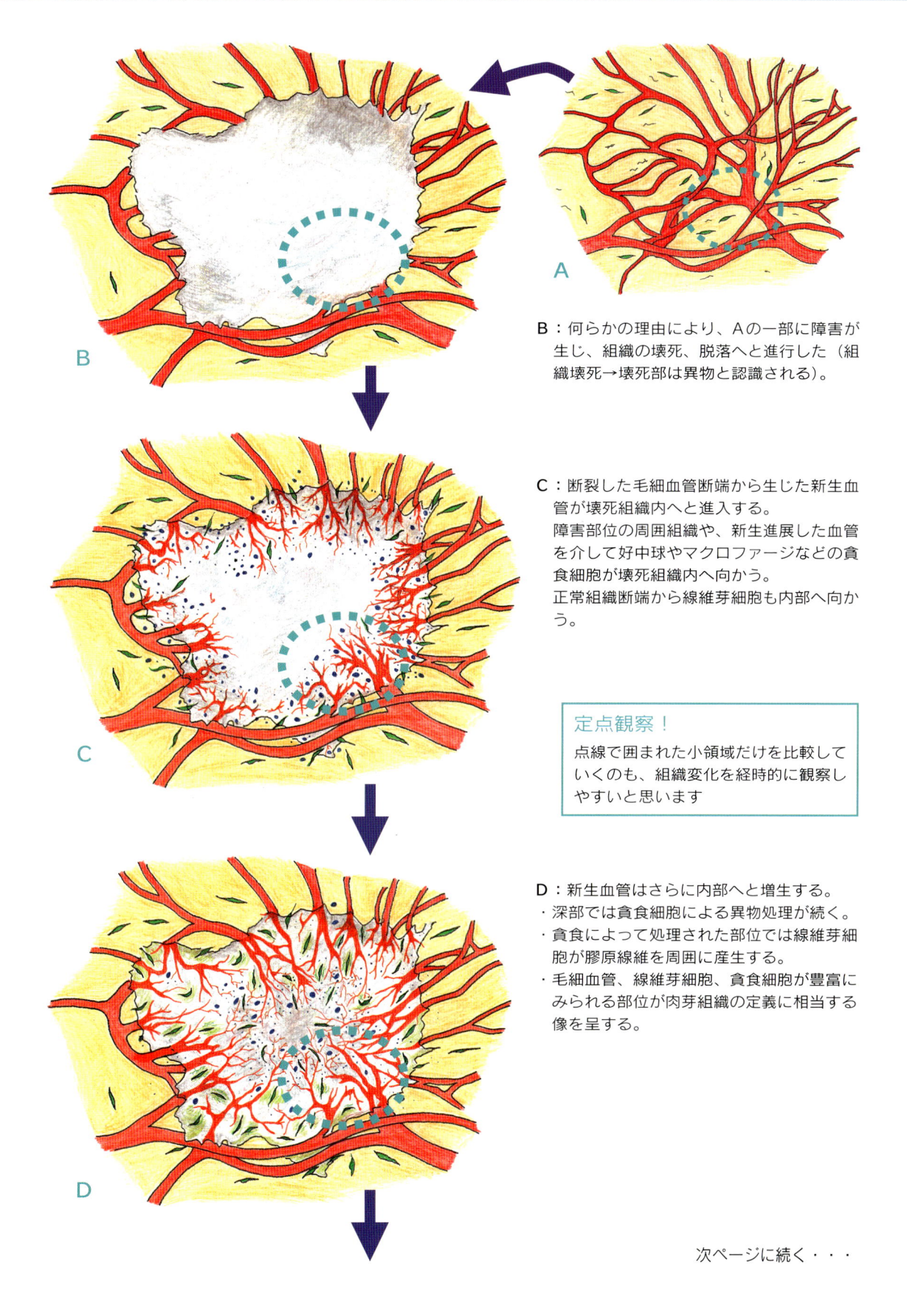

B：何らかの理由により、Aの一部に障害が生じ、組織の壊死、脱落へと進行した（組織壊死→壊死部は異物と認識される）。

C：断裂した毛細血管断端から生じた新生血管が壊死組織内へと進入する。
障害部位の周囲組織や、新生進展した血管を介して好中球やマクロファージなどの貪食細胞が壊死組織内へ向かう。
正常組織断端から線維芽細胞も内部へ向かう。

> 定点観察！
> 点線で囲まれた小領域だけを比較していくのも、組織変化を経時的に観察しやすいと思います

D：新生血管はさらに内部へと増生する。
・深部では貪食細胞による異物処理が続く。
・貪食によって処理された部位では線維芽細胞が膠原線維を周囲に産生する。
・毛細血管、線維芽細胞、貪食細胞が豊富にみられる部位が肉芽組織の定義に相当する像を呈する。

次ページに続く・・・

39

生体の防御システム（10）～つづき～

■顔つきが変化していくのが肉芽組織

　初期の顔つきと、ある程度時間が経過した時点の肉芽組織の顔つきは異なります。一般的な定義で説明される肉芽組織とは、初期の肉芽組織を指しているわけで、順調に壊死物質などの処理が進み、線維芽細胞が膠原線維を産生していけば当然その様相は変化していきます。最終的に修復過程が完了した場合には、線維性結合組織が主体を成し、役割の終わった貪食細胞や線維芽細胞、毛細血管の数は減少しているはずです。工事現場でも内装工事などが始まる頃、ブルドーザーや杭打ち用の重機が現場にはすでにないのと同じことです。

　原因の除去が完了しているならば、線維性結合組織による補修が進み、線維化、瘢痕化、器質化といった状態へと進行していくわけです。もし原因の除去がうまくできない場合や、微弱な刺激が継続している場合には、一部は線維化が進んではいても、いつまでも肉芽組織が存在し、この肉芽組織と線維の増生が病変の主体を成し、いわゆる慢性炎症の特徴を示すことになります。

■非特異性って？

　非特異的という言葉をはじめて耳にしたとき、何のことやらよくわかりませんでした。あらためて考えると、特異的に非ず（あら）ということですから、特異的じゃない、つまりある集団の中できわだった特徴がないということですから、一般的…と言うか普通の…といったニュアンスになると思います。ずいぶんと回りくどい表現だと思いますが、実際に使われている言葉ですのでしょうがありません。つまり一般的な炎症を非特異性炎と呼ぶわけです。では特異性炎とは何を指すのでしょうか？

■特異性炎は何が特異的？

　代表的な特異性炎として挙げられる疾患には、結核やサルコイド症（サルコイドーシス）があります。これらの疾患に共通する特徴は、ある特定の病原微生物に対応して、その疾患に特有の肉芽組織形成がみられることです。結核では中心部の乾酪壊死（バターやチーズのようにべた〜っとした無構造の壊死）とその周囲を類上皮細胞（上皮様の形態を示す組織球系の細胞）と類上皮細胞が合体したと考えられるラングハンス巨細胞（ランゲルハンス細胞じゃありません）がみられる類上皮細胞層、およびその周囲の一般的な肉芽組織層などからなる特徴的な結核結節を形成します。言い換えると特異性炎とは、『ある特定の病原微生物が原因となり、その疾患に特有の肉芽組織形成をみる慢性炎症』ということになります。

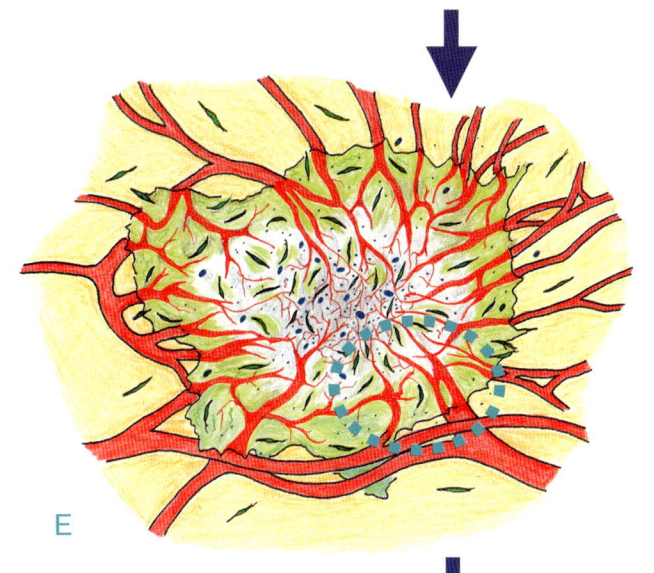

E：新生血管は最深部にまで及ぶ。異物処理作業もかなり進行している。
　最外層は線維芽細胞が産生した線維結合組織層（緑）が形成されている。

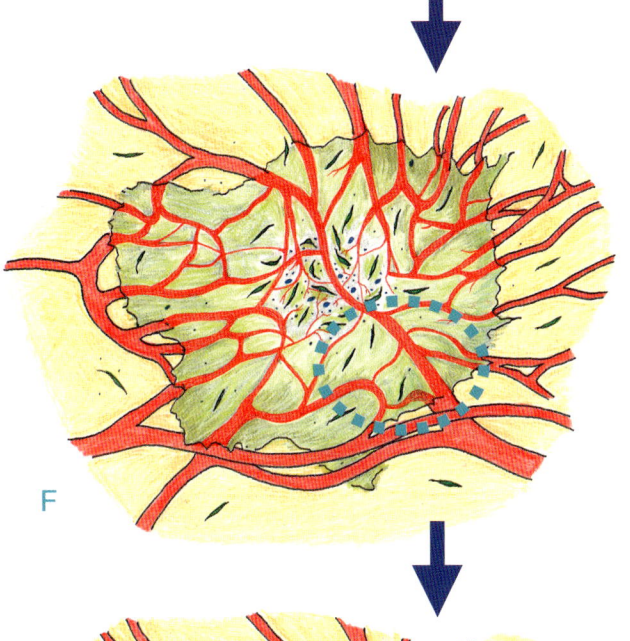

F：異物処理作業はおおむね終了。
　最深部では最後の線維化が進行中。
　周囲では毛細血管も必要なものだけに整理されている。

> **定点観察！**
> 組織障害→壊死→異物として処理。
> →線維芽細胞が産生した線維（性結合組織）によって壊死部位が刻々と変化していく様子を定点（緑点線）観察によっても理解することが可能です。

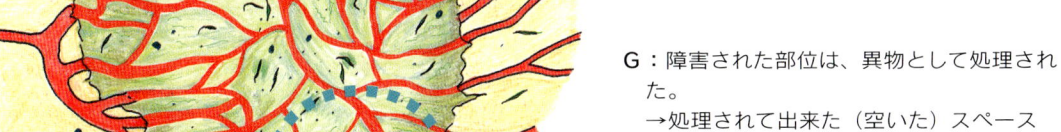

G：障害された部位は、異物として処理された。
　→処理されて出来た（空いた）スペースは、線維芽細胞が産生した膠原線維などの線維性結合組織で置き換わった（線維化、器質化、穴埋め）。
　→仕事の終わった線維芽細胞や、毛細血管は減少し、恒常性の維持に必要なものだけが残った。

生体の防御システム（10）～つづき～

■主役交代（好中球→リンパ球、形質細胞）

　繰り返しになりますが、慢性炎症が成立するには、①急性炎症が沈静化したものの、その原因が完全に除去されずに、小規模な組織破壊が継続しながら進行していく場合と、②最初から小規模な組織破壊として進行していく場合があります。急性炎症では滲出性の変化、慢性炎症の場合は増殖性の変化が主体となるわけですが、そこに関与してくる炎症性細胞（主に白血球）の種類が異なってきます。急性炎症の際に滲出する代表格は好中球です。それが非常に著明なものが化膿性炎ですが、化膿性炎に限らず急性炎症の現場を顕微鏡で観察すると、好中球の存在が目に付きます。一方、慢性炎症の場合は好中球もいないわけではありませんが、それよりもリンパ球や形質細胞が多数観察されるようになり、主役交代というわけです。好中球とリンパ球（形質細胞）は、その仕事ぶり（機能や役割）も異なるほか、仕事に取り掛かるまでの時間差があります。好中球は腰が軽く、すぐに顔を出してくれますが、リンパ球（形質細胞）は、支度に時間がかかるようで、好中球のようにすぐに現場には駆けつけてくれません。詳細は次項、第三の砦でお話しすることとします。

　『えっ、第三の砦って免疫でしょ？』『何故？今は炎症の話なのに、免疫の話になっちゃうんですか？』と思われるかもしれませんが、まあ慌てず焦らずページをめくって読み進めてください。炎症も免疫も皆、生体防衛軍の一員なのです。同じ目的のためにそれぞれ役割をこなして大仕事をやっているのですから。

＊＊＊ Dental & Oral ＊＊＊
その② 線維芽細胞が頑張り過ぎると硬くなる？

　多くの肉芽組織の最終目的が、線維性結合組織による欠損部位の補充であることは、本文中で述べてきましたが、線維化が進むと臨床的にはどのような変化が起こるのでしょうか？

　従来あった組織に比べると線維化が進行した組織は硬くなっているはずです。臨床診断名で『硬』という文字がついている場合は、線維化（とくに陳旧化した線維化）が生じていることが多いのです。

　慢性硬化性唾液腺炎、肝硬変、硬癌・・・組織破壊の機序は異なるものの、その対応として生体は肉芽組織を介した線維化をすすめたわけです。肉芽組織内の線維芽細胞が活発な線維合成を行った結果なのですが、線維芽細胞が頑張り過ぎると破壊された元の組織量以上に線維合成をしてしまい、ケロイドと呼ばれるような、過剰な瘢痕組織が生じることもあります。また抗てんかん薬や、カルシウム拮抗剤の副作用として歯肉肥大が知られていますが、これも種々の経路はあるにしても、結局は線維芽細胞が刺激されて過剰な線維増生を行った結果なのです（P.112「なぜか腫脹（2）」参照）。

白血球いろいろ

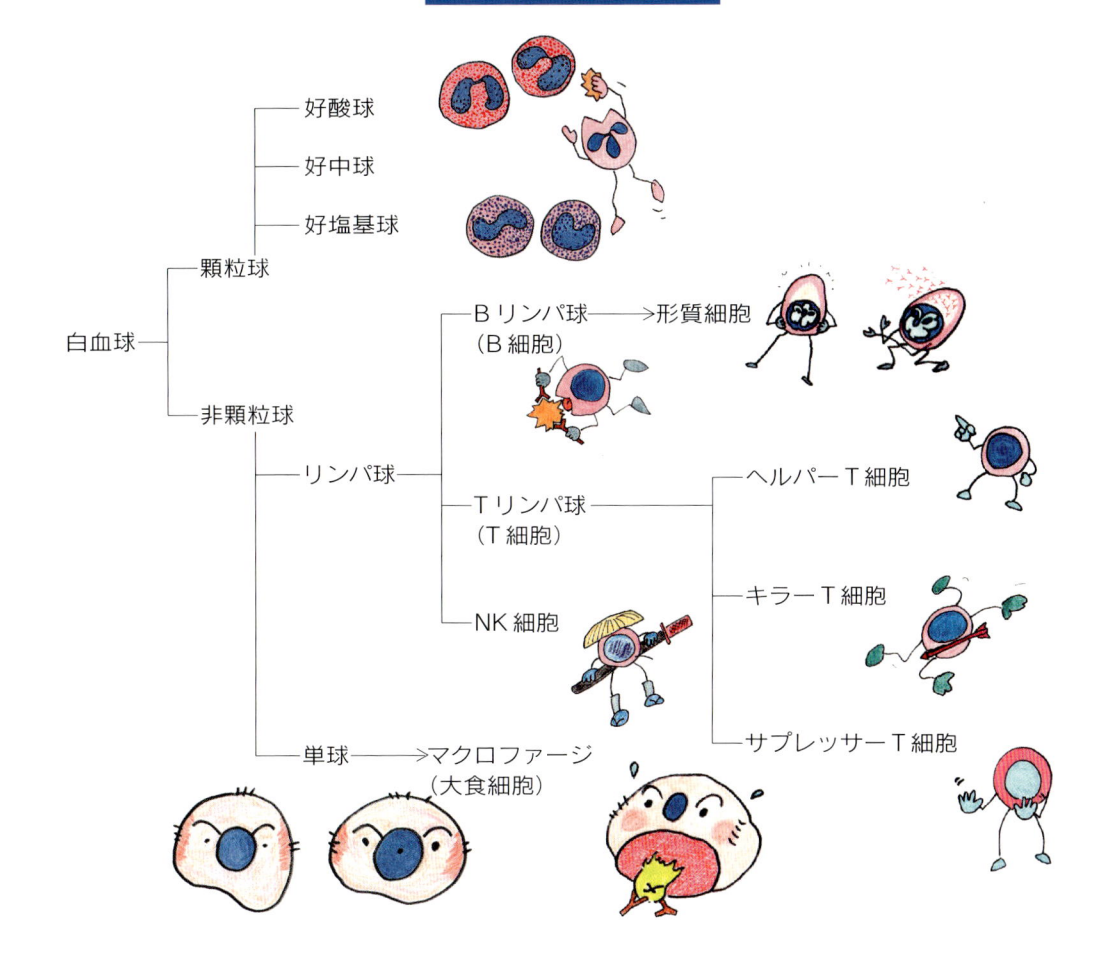

- 白血球
  - 顆粒球
    - 好酸球
    - 好中球
    - 好塩基球
  - 非顆粒球
    - リンパ球
      - Bリンパ球（B細胞）→形質細胞
      - Tリンパ球（T細胞）
        - ヘルパーT細胞
        - キラーT細胞
        - サプレッサーT細胞
      - NK細胞
    - 単球→マクロファージ（大食細胞）

リンパ球の分業化

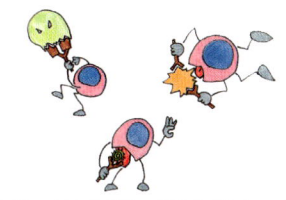

B細胞：抗原捕獲、情報伝達とヘルパーT細胞からの指令で形質細胞に変身し抗体産生

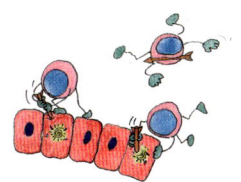

キラーT細胞：ヘルパーT細胞の指令により感染細胞を破壊する（死の接吻と呼ばれる）。

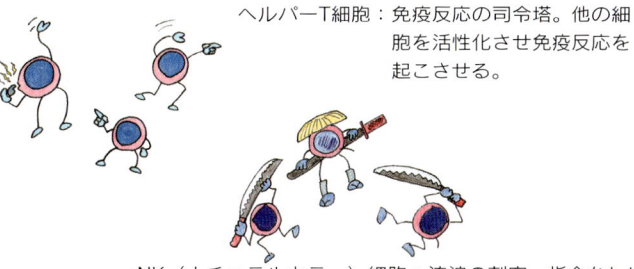

ヘルパーT細胞：免疫反応の司令塔。他の細胞を活性化させ免疫反応を起こさせる。

NK（ナチュラルキラー）細胞：流浪の刺客。指令なしに己の嗅覚を頼りに、悪（感染細胞や腫瘍細胞）と対峙する。

サプレッサー（抑制）T細胞：『今日はこの辺でいいんじゃない？』と反応を抑える役割

生体の防御システム（11）～防御反応とは何なのか？～

第三の砦①：免疫反応による防御システム；免疫反応とは

　炎症反応から少し遅れて、いよいよ？第三の砦である免疫反応が発動されます。炎症とは違った免疫の精緻なシステムが機能をはじめるわけですが、その前にちょっと用語の確認をしておきたいと思います。

■免疫にもいろいろある？
　『免疫』という言葉は、元来その名の通り『疫病（はやり病）を免れる』の意があり、また古来、われわれ人類は、一度ある疫病にかかると、その後はまったくかからなくなったり、二度目にかかったとしても軽度で済むことを経験的に知っていました。つまり、生体が自己にとって有害な物を識別して排除する防衛機構や、そういった生体の防御力（抵抗力）を指して『免疫』と呼んでいると思います。だが待てよ・・・ですよね。これまでやってきた炎症も同様の意味合いを有することを説明してきました。炎症と免疫って、どこが違うの？ということになるわけですが、『免疫』という言葉には、かなり広義に用いる場合と、狭義のものを指す場合とがあるようです。

■自然免疫と獲得免疫
　『自然免疫（≒非特異的生体防御反応）』という言い方をする場合があります。これは固体が生来有する感染などに対する抵抗性などを指すもので、これまでに説明してきた第一の砦である上皮、および上皮に由来する成分（分泌物、タンパク質など）や、第二の砦である炎症の異物処理として活躍する好中球や大食細胞による貪食作用や、NK細胞（ナチュラルキラー細胞）の作用など広義の意味合いで免疫という言葉を用いています。本項で説明していく第三の砦である『免疫』は、上記の自然免疫に対して『獲得免疫、後天性免疫（≒特異的生体防御反応）』などと呼ばれるもので、一番身近な例としてはウイルスなどの感染によって誘導される（生じる、獲得される）抵抗性のことで、その一番の特徴は、自然免疫が特定の有害物（異物）だけを対象とするわけでなく、幅広く対応しているのに対して、獲得免疫はある特定の有害物だけを特異的に排除するシステムを有することです。

■特異的な排除システム
　すなわち、Aに対しては対Aだけの排除システム、Bに対しては対Bだけの排除システムが作動するということです。つまり、自然免疫がショットガンや絨毯爆撃で対応するのに比べて、獲得免疫は優秀なスナイパー（狙撃手）による狙い澄ましたライフルでのピンポイント攻撃が可能な、非常に効率の良い防御システムが作動します。この獲得免疫にはさらに液性免疫と細胞性免疫という2つの相互作用システムが存在しており、お互いに補完しながら防御反応が進むこととなります。

『免疫』という用語の使い方

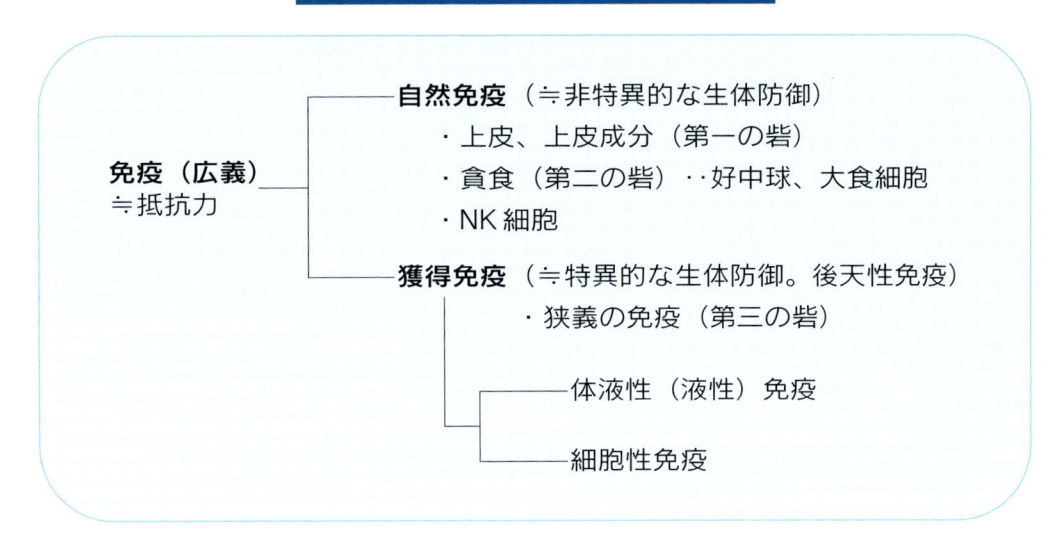

免疫（広義）≒抵抗力
- 自然免疫（≒非特異的な生体防御）
  - 上皮、上皮成分（第一の砦）
  - 貪食（第二の砦）‥好中球、大食細胞
  - NK細胞
- 獲得免疫（≒特異的な生体防御。後天性免疫）
  - 狭義の免疫（第三の砦）
    - 体液性（液性）免疫
    - 細胞性免疫

特異的な生体防御反応

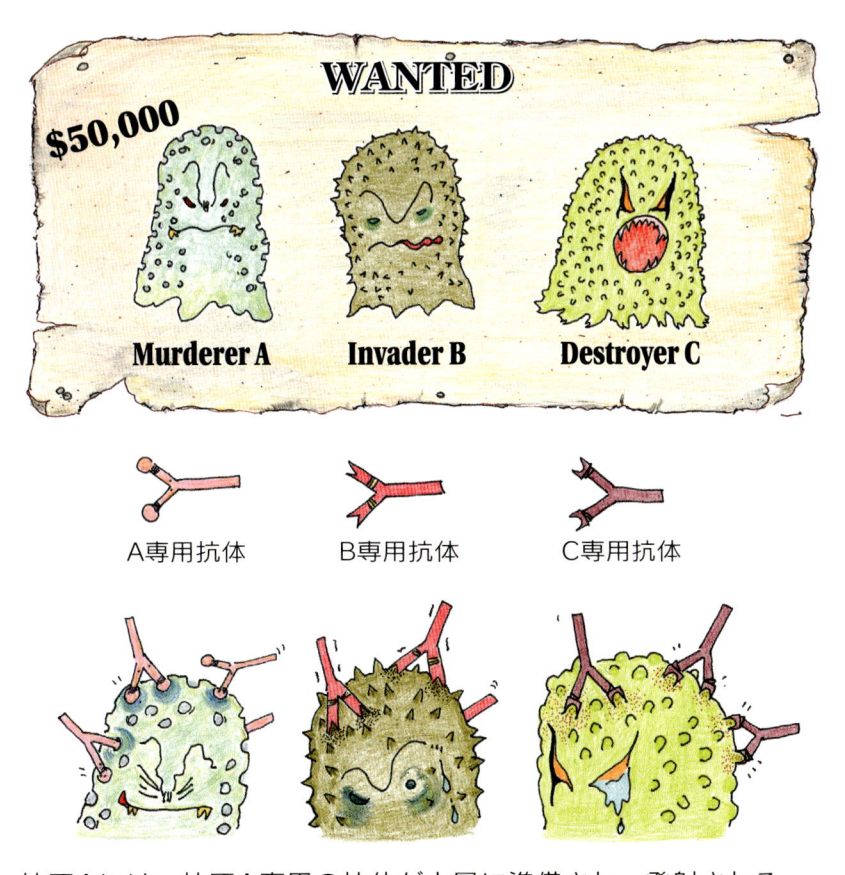

WANTED　$50,000

Murderer A　Invader B　Destroyer C

A専用抗体　B専用抗体　C専用抗体

抗原Aには、抗原A専用の抗体が大量に準備され、発射される。

生体の防御システム（12）～防御反応とは何なのか？～

第三の砦②：免疫反応による防御システム；獲得免疫

■ピンポイント攻撃の長所と短所

　獲得免疫はピンポイント攻撃が可能な、効率の良い防御システムということになると、非常に良い点ばかりが目に付くわけですが、しかしピンポイント攻撃が成立するためには、それなりにいろいろと下準備（情報を収集・解析する、有効な特殊弾を作製する、風向きをみる etc.）が必要になってきます。有害物（異物）に対する反応が開始するまでに時間がかかるということです。逆の視点からみると、この準備時間の間に有害な物質などに対峙し、防御をしているのが第一および第二の砦です。好中球やマクロファージによる貪食は、特別な準備期間は必要としません。嗅覚を効かせて敵を見つけて貪食に向かいますので、免疫に比べると効率が悪く、スマートさに欠けるかもしれませんが、迅速な対応が可能です。獲得免疫が機能してくれるまでの時間稼ぎをしているともいえるわけで、第一、第二の砦と第三の砦とのある種の連携があるわけです。

■液性（体液性）免疫と細胞性免疫

　獲得免疫の主役となるのはリンパ球です。リンパ球には胸腺で成熟するＴ細胞（Ｔリンパ球）、骨髄で成熟するＢ細胞（Ｂリンパ球）のほかチョッと特殊なNK細胞（ナチュラル・キラー細胞：組織内を巡回し、情報なしに自分の嗅覚を頼りに？がん細胞やウイルス感染細胞などを破壊する）があります。Ｔ細胞には、その役割によってヘルパーＴ細胞、サプレッサーＴ細胞、キラーＴ細胞（細胞障害性Ｔ細胞）に分けられます。Ｂ細胞は形質細胞へと分化します（P. 43参照）。Ｔ細胞はＴ細胞自体が直接的に異物除去に携わる細胞性免疫に関与し、Ｂ細胞は直接同様の作用はしないものの、分化（成熟）した形質細胞が産生する抗体によって防御反応を行う、間接的な液性（体液性）免疫があります。

■自己と非自己の認識

　実際は、液性免疫と細胞性免疫が補い合って、外来微生物や病的な物質などさまざまな異物を排除しています。ピンポイントで排除（攻撃）するには、まず正確に、排除すべきものと、そうでないものを見極めなくてはなりません。つまり自己と非自己の認識です。これら非自己と認識された外来微生物や病的な物質、細胞成分を『抗原（抵抗する原因）』と呼びます。正確に抗原を非自己と認識できるかどうかが、免疫応答が成功するための第一の鍵となるわけです。逆に自己と非自己の認識が正確になされないと、種々の問題が生じてきます。

体液性免疫と細胞性免疫

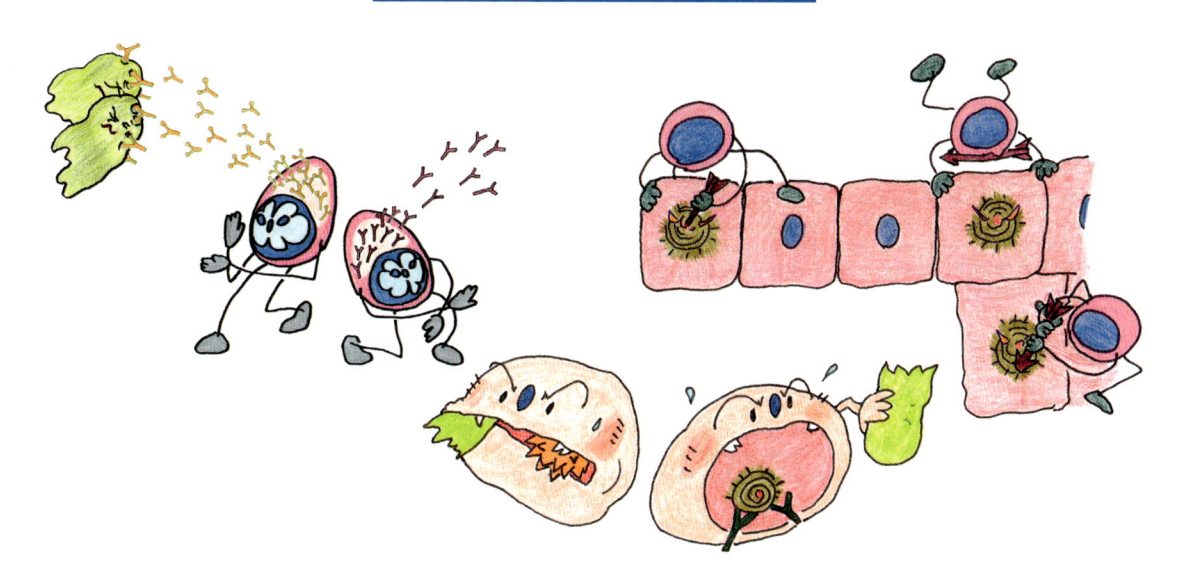

体液性免疫は、B細胞から分化（変身）した形質細胞が産生した免疫グロブリン（抗体）という飛び道具（糖タンパク）で攻撃するのに対して、細胞性免疫は、大食細胞（マイクロファージ）やキラーT細胞などの細胞が直接攻撃を行う。

自己と非自己

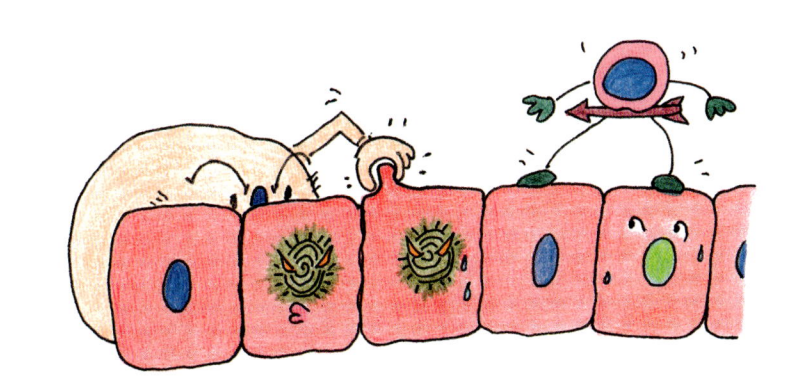

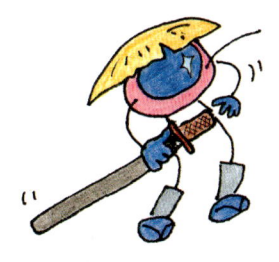

ある種のウイルスが感染すると、そのウイルスの遺伝子が感染細胞のDNAに組み込まれる。ウイルス遺伝子の組み込まれたDNAをもとにタンパク質が生産され、そのタンパク質を免疫系が『ウイルス由来の怪しいタンパク質（＝異物）』であると認識すると、防御機構はウイルス感染細胞を破壊することでウイルスを除去しようとする。ウイルス感染が発覚しない（ばれない）場合は、免疫系は攻撃しない（キャリアーと呼ばれる状態）。

生体の防御システム（13）～防御反応とは何なのか？～

第三の砦③：免疫反応による防御システム；免疫を獲得するために

■自己免疫疾患は誤認逮捕？

　非自己の認識が成功し、それを排除するシステムが免疫だとすると、そこには少なからず破壊的な機構が含まれていることになります。つまり、システムの異常があると、その破壊的な部分の矛先が『非自己』ではなく『自己』に向かう可能性があるということです。通常、免疫反応は自己の成分に対しては発動されません（これを自己寛容・・・自分には甘い？）が、種々の原因によって自己成分を非自己と誤認識して攻撃してしまうのが自己免疫疾患です。臓器移植後に免疫抑制剤を使用するのは、他人の臓器を非自己と認識させないための対策です。

■アレルギーは過剰防衛？

　感染症のほか、腫瘍や移植などにも免疫反応が密接に関係します。免疫がらみの疾患としてはアレルギーが一番馴染みがあると思いますが、アレルギーは過剰または不適切な免疫応答により組織が傷害されることを指します。

■免疫獲得のための情報収集

　非自己の正確な認識のためには、非自己（抗原）の情報収集を行わなくてはいけません。情報を得るためには抗原の捕捉（貪食など）が必要です。ここでは樹状細胞（ランゲルハンス細胞など）やマクロファージ、Bリンパ球（B細胞）などの出番となります。方法は異なるものの、それぞれ異物（非自己、抗原）を捕らえて、その特徴を把握するのです。

■情報の伝達

　収集した抗原（非自己、異物）の情報は、これ以降免疫反応の司令塔となるヘルパーT細胞に伝えられ、この情報伝達を**抗原提示**と呼んでいます（樹状細胞、B細胞、マクロファージは抗原提示細胞とも呼ばれます）。大食細胞（マクロファージ）は最前線で、ただ闇雲に大食い、早食い選手権に参加していたわけではなく、じつはグルメレポーターもしっかりやっていたわけで、異物処理という肉体労働？以外に抗原提示という重要な役割も担っているわけです。

免疫獲得にはいろいろと準備が必要

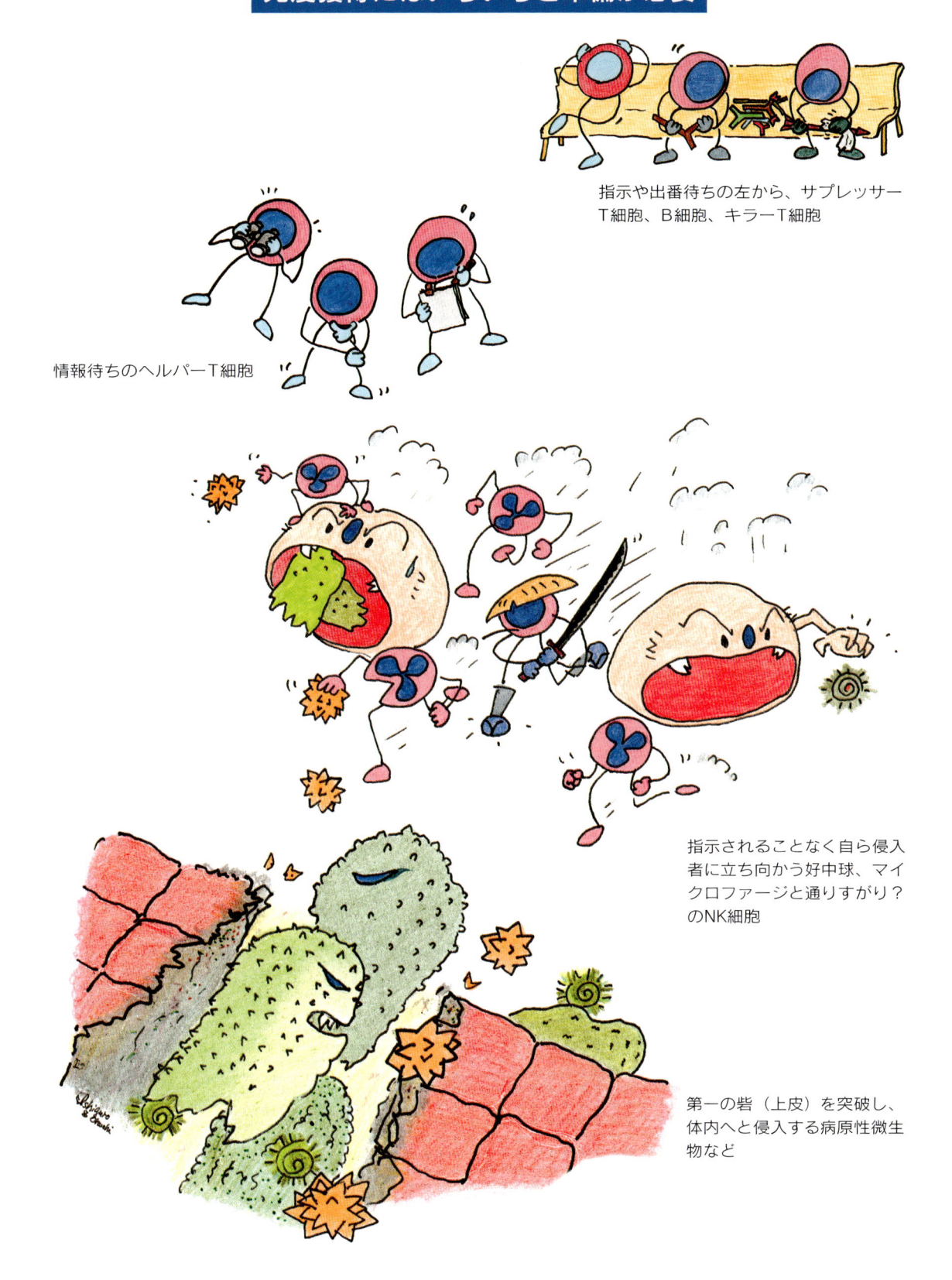

指示や出番待ちの左から、サプレッサーT細胞、B細胞、キラーT細胞

情報待ちのヘルパーT細胞

指示されることなく自ら侵入者に立ち向かう好中球、マイクロファージと通りすがり？のNK細胞

第一の砦（上皮）を突破し、体内へと侵入する病原性微生物など

生体の防御システム（14）～防御反応とは何なのか？～

第三の砦④：免疫反応による防御システム；ヘルパーT細胞のお手並み拝見

■仕切り屋（世話焼き、司令塔、調整役）ヘルパーT細胞

　情報分析と作戦立案そして指令発動が、ヘルパーT細胞の仕事となるわけですが、もう少し具体的に仕事内容を挙げると、①B細胞の活性化、②キラーT細胞の活性化、③マクロファージの活性化、ということになります。これらの活性化（尻たたき、背中押し？）にはヘルパーT細胞で産生される種々の活性物質（サイトカイン）が関与していますが、ここでもそれら多数のややこしい横文字名はあまり気にせず進めていきます。

■B細胞の活性化　『増殖と変身』

　ヘルパーT細胞によって刺激を受け活性化されたB細胞は増殖し、その数を増やし小部隊から大部隊を編成、部隊の大半は対抗原特殊部隊へと再編すべく形質細胞に分化します。そして抗原（＝抵抗する原因）と特異的に結合することで抗原を破壊する糖タンパク質である免疫グロブリン（抗体＝抵抗する本体、イムノグロブリン、γグロブリン）を産生します。形質細胞は卵円形で偏在する車軸状核や明庭を有するなど、B細胞の面影をあまり残さない形状へと変身（分化）しているわけですが、これは抗体産生という任務を全うするための決意の表れで、すべては抗体産生に都合のいいように変化した形状なのです。

■抗体（免疫グロブリン）の役割は？

　抗体は、それぞれの抗原に対して特異的に結合するもので、抗原の毒性を弱めたり、抗原と抗体の結合体を大食細胞に貪食してもらいやすくしたり、補体（間接的に種々の補助をするお助け係）を活性化して、細胞膜に穴を開けたり、免疫反応が進行しやすい環境作りをサポートするなどして、抗原の除去を行います。優秀なスナイパーや、精密な追尾装置を搭載したミサイルが、的確に攻撃目標を破壊するといったイメージです。

■キラーT細胞の活性化　『元から絶たなきゃダメッ！』

　刺激を受け活性化されたキラーT細胞（細胞障害性T細胞）は、その名のとおり依頼を受けた仕事人として悪人（抗原）の除去に向かいます。しかし厳密にいうとキラーT細胞は忍び込んできたウイルスなどを駆除するのではなく、ウイルス感染を受けた細胞の破壊を行います。方法としてはチョッと乱暴なやり方かもしれませんが、ウイルス感染細胞まるごと破壊することによってウイルスも駆除してしまうという手段で防御活動を行います。

■マクロファージ（大食細胞）の活性化　『もうひと頑張り願います！』

　マクロファージにはいろんなものを貪食してもらい、そのレポート（抗原提示）までしてもらっていますが、ヘルパーT細胞に活性化されたマクロファージはさらに抗原（や抗体と抗原の結合物）の貪食をさせられるというわけです。

多忙なヘルパーT細胞

樹状細胞による貪食＆抗原提示

大食細胞による貪食＆抗原提示

Bリンパ球による貪食＆抗原提示

情報分析＆作戦立案

各種細胞に指示を出す

好中球を遊走させる（異物貪食に向かわせる）

他のヘルパーT細胞の活性化

キラーT細胞の活性化

大食細胞の活性化

B細胞の活性化

キラーT細胞のクローン化（増殖）

大食細胞の異物処理（馬鹿食いしてもらう）

B細胞のクローン化と形質細胞への分化

抗体産生による異物処理

クローン化キラーT細胞軍団による感染細胞の処理

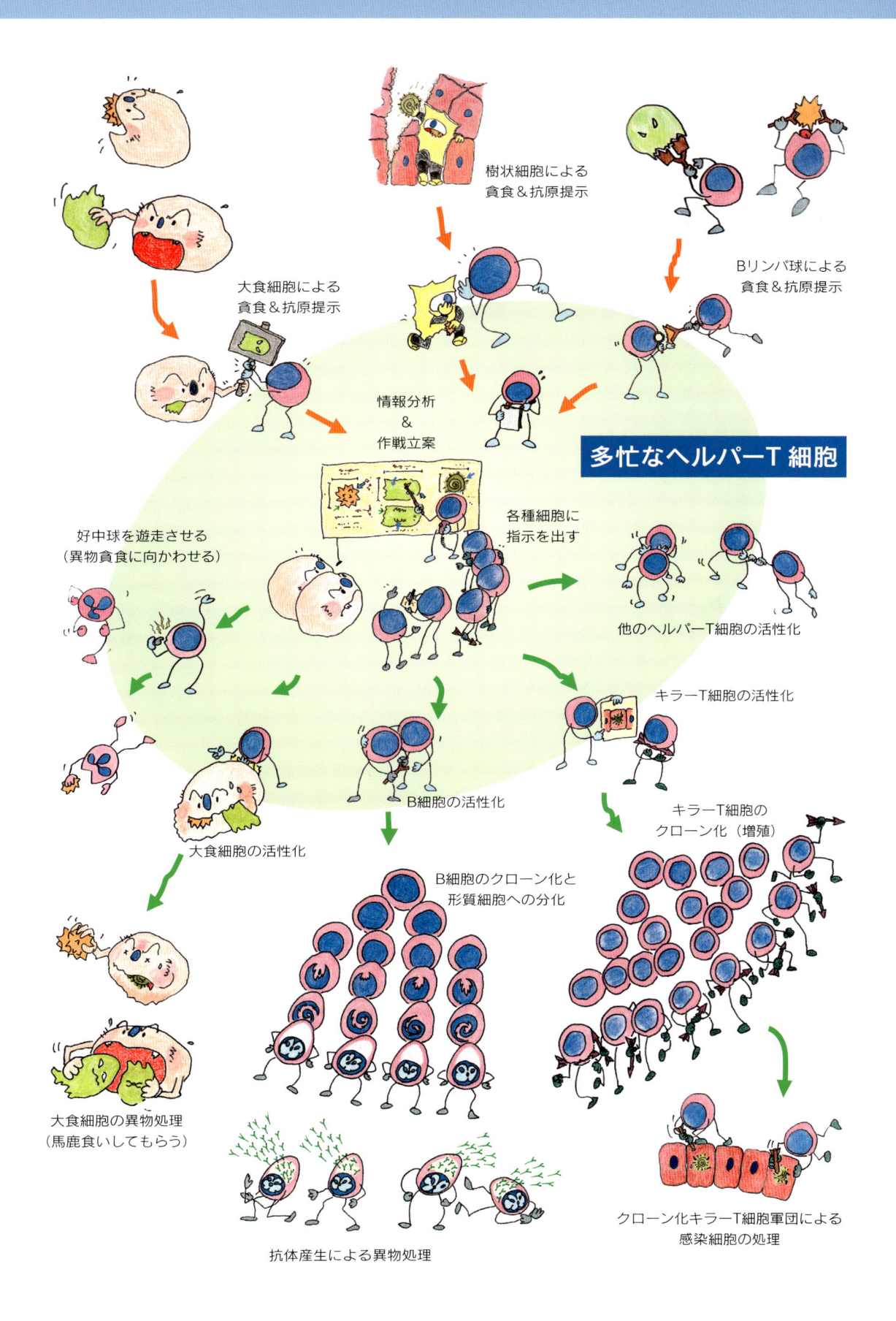

生体の防御システム（15）〜防御反応とは何なのか？〜

第三の砦⑤：免疫反応による防御システム；一次応答の収束と二次応答への準備

　B細胞が分化した形質細胞がIgA,IgD,IgE,IgG,IgMといった各種の免疫グロブリン（抗体）という糖タンパク質を分泌します。つまり、B細胞や形質細胞が直接抗原を攻撃するのではなく、細胞の分泌物を結合させることによって防御することから『液性（体液性）免疫』と呼ばれています。一方、マクロファージが貪食したり、キラーT細胞が感染細胞を攻撃することによって防御するという仕組みは、マクロファージやキラーT細胞という免疫関連細胞が直接抗原を処理するので『細胞性免疫』と呼ばれるわけです。この液性免疫と細胞性免疫をヘルパーT細胞がうまくコントロールして防御活動を行っているわけです。

■まあ、まあ今日はこのぐらいで・・・仲裁屋サプレッサーT細胞

　ヘルパーT細胞によって刺激を受けて、活発な防御反応を行ってきた各種細胞ですが、まあ何事もほどほど・・ってことがありますので、きりの良い所で反応を終了させたいのです。過剰に反応が進むとアレルギーのような病的な状況へと進んでしまう恐れもあります。殺伐とした戦場では皆、血気だっていますが、そんな細胞たちをなだめる（抑制する）役割のT細胞もいます。それがサプレッサーT細胞（抑制T細胞）で、T細胞系、B細胞系の働きを抑制し、免疫反応を終わりに向かわせる仕事をしています。

■メモリー細胞の存在：一次応答、二次応答とワクチン

　これまでお話してきた免疫反応は、基本的にウイルスなどの病原微生物が感染したことを想定してもらうと、理解しやすいと思いますが、この『感染』は、初感染ということで解説しています。ですから、進入した病原微生物（抗原）と各種細胞とのやりとり（戦い）は、一次応答（1回目の対応、1回目の抗原抗体反応）と呼びます。詳細は、上記してきたとおりですが、ここで活躍した細胞の大多数は数日間で死んでしまうのですが、増殖したTリンパ球や形質細胞にならなかったBリンパ球の中には、抗原の情報を保有したまま生存し続ける『メモリー細胞』と呼ばれる特命小部隊が存在します。これらは、つぎに抗原が侵入してきたときに前回の情報を利用して、非常に迅速な対応をします。このときのやりとりを二次応答（2回目の対応、2回目の抗原抗体反応）と呼びます。ワクチン接種は、弱毒化した抗原で、人工的に一次応答を起させ、その抗原（ワクチン≒弱毒化した病原）の情報を持ったメモリー細胞を待機させることです。弱毒化した抗原を接種するので、一次応答時にも発症の危険性は低く、2度目の感染（真の感染？）が起こった場合には、メモリー細胞が素早い対応をして抗原の排除を進行させるわけです。この2度目の反応は短時間で大量の抗体産生が行われ、かつ抗体が長期間維持されます。

一次応答と二次応答

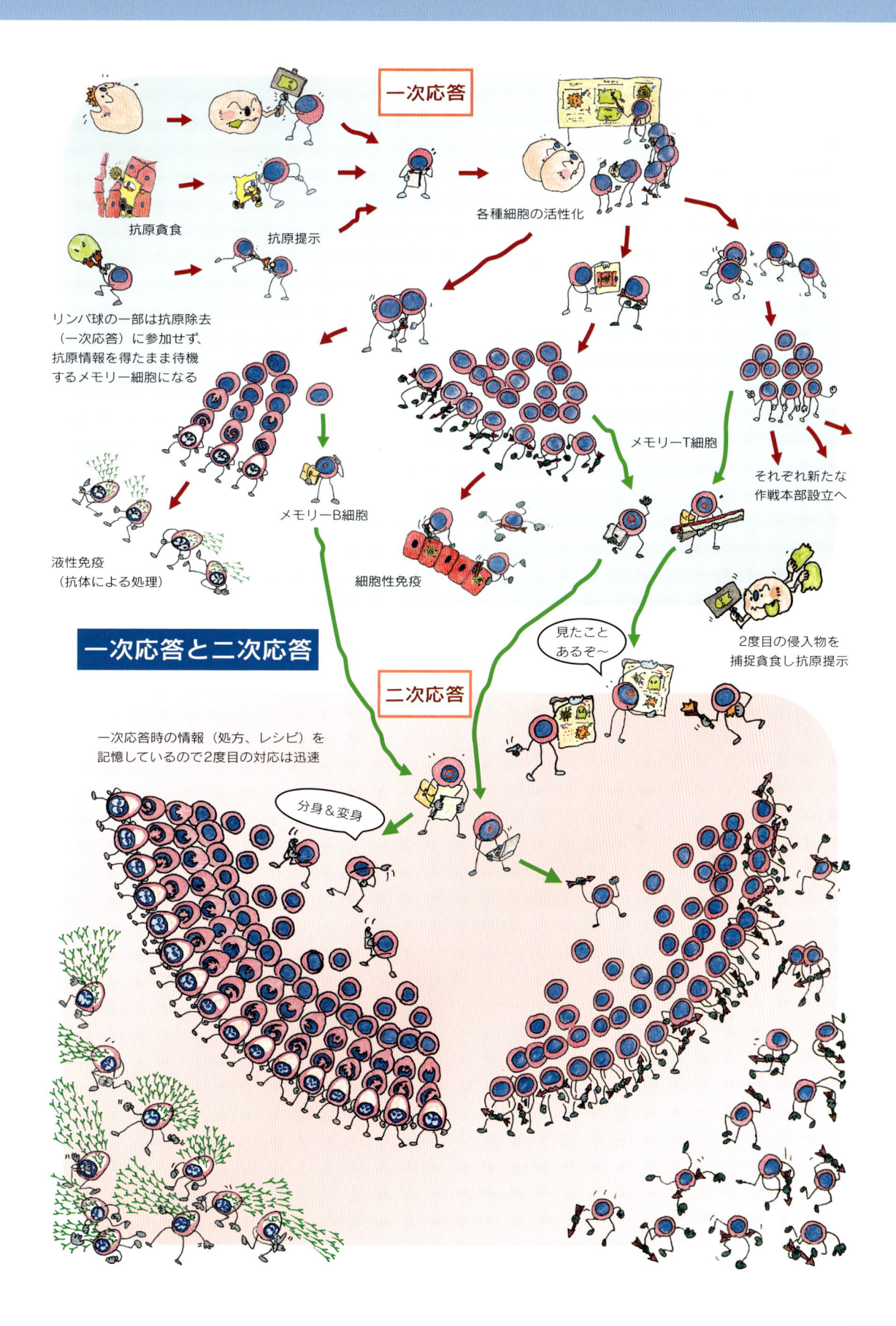

一次応答

抗原貪食 → 抗原提示 → 各種細胞の活性化

リンパ球の一部は抗原除去（一次応答）に参加せず、抗原情報を得たまま待機するメモリー細胞になる

液性免疫（抗体による処理）

メモリーB細胞

細胞性免疫

メモリーT細胞

それぞれ新たな作戦本部設立へ

2度目の侵入物を捕捉貪食し抗原提示

二次応答

一次応答時の情報（処方、レシピ）を記憶しているので2度目の対応は迅速

見たことあるぞ～

分身＆変身

生体の防御システム（16）～防御反応とは何なのか？～

3つの砦：連動した防御システムの構築

　以上、第一の砦から第三の砦まで解説してきました。時折触れてきたように、これらは互いに助け合いながら連動した仕組みとして機能していることは理解していただけたと思います。慢性炎症の項の最後では『主役交代』としてリンパ球や形質細胞が多数みられることを書きました。慢性炎症は経過が長いわけですから、その間に貪食処理によって得られた情報から免疫応答が発動されているため、顕微鏡的にはそれら免疫応答に関与するリンパ球（光学顕微鏡ではどのリンパ球かは鑑別できません）や形質細胞が多数認められるわけです。慢性炎症における防御システムには、免疫応答が深く関与しているのです。しかし生体は刻一刻と変化しています。顕微鏡で見る像も、発症から慢性化していったある疾患の一場面を見ているだけに過ぎません。いま見ている像は、どういった状態が経過（変化）し、そこに至ったものなのか？また、それはどのような状況に進行（退行？）していく可能性があるのか？ということを念頭に置きながら観察していく必要があります。

　口腔領域でしばしば遭遇する種々の炎症性病変では、表層が潰瘍状を呈する場合がよくあります。そこは第一の砦である上皮およびその関連成分が、有害な刺激と戦い突破されてしまった状況です。潰瘍表層は壊死組織、フィブリン塊や凝血塊が付着しています。これは断裂（破綻）した上皮下の血管から血液成分が流出し、凝固したことを意味します。その下部では、第二の砦の防御活動の中心である好中球浸潤や壊死組織を処理する大食細胞の著明な肉芽組織が観察されます。さらに深部では、好中球よりも第三の砦の主役であるリンパ球や形質細胞浸潤が目立っています。最深部では、線維芽細胞によって形成された線維性結合組織層が認められます。潰瘍形成を生じた原因が完全に除去されていない場合、潰瘍近傍（浅い部分）は常に刺激が加わっているため、組織破壊が続いています。ここでみられるのは急性炎症の所見です。深部では刺激による影響が少ないため、破壊された組織の修復過程を進めることができた、肉芽組織および産生された線維性結合組織がみられるという慢性炎症の所見です。この状況を現場から少し離れた所から全体を眺めてみると、継続する刺激やそれによる破壊組織を深部の正常部位から隔離するように肉芽組織や線維性結合組織が囲っているように見えているかもしれません。いずれにしても第一の砦が破壊され、表層部では第二の砦、深部では第三の砦が機能して防御にあたっているわけです。このように3つの砦が度合いは異なるものの関与していることが実際には多いと思います。一般歯科臨床の現場においては、慢性性炎症およびそれに関連した病態を治療することが非常に多いわけですから、上記のことを理解された上で、常に『いまそこに何が起きているか』を自問しながら解決策（治療法）を選択していくことが大切です。

3つの砦

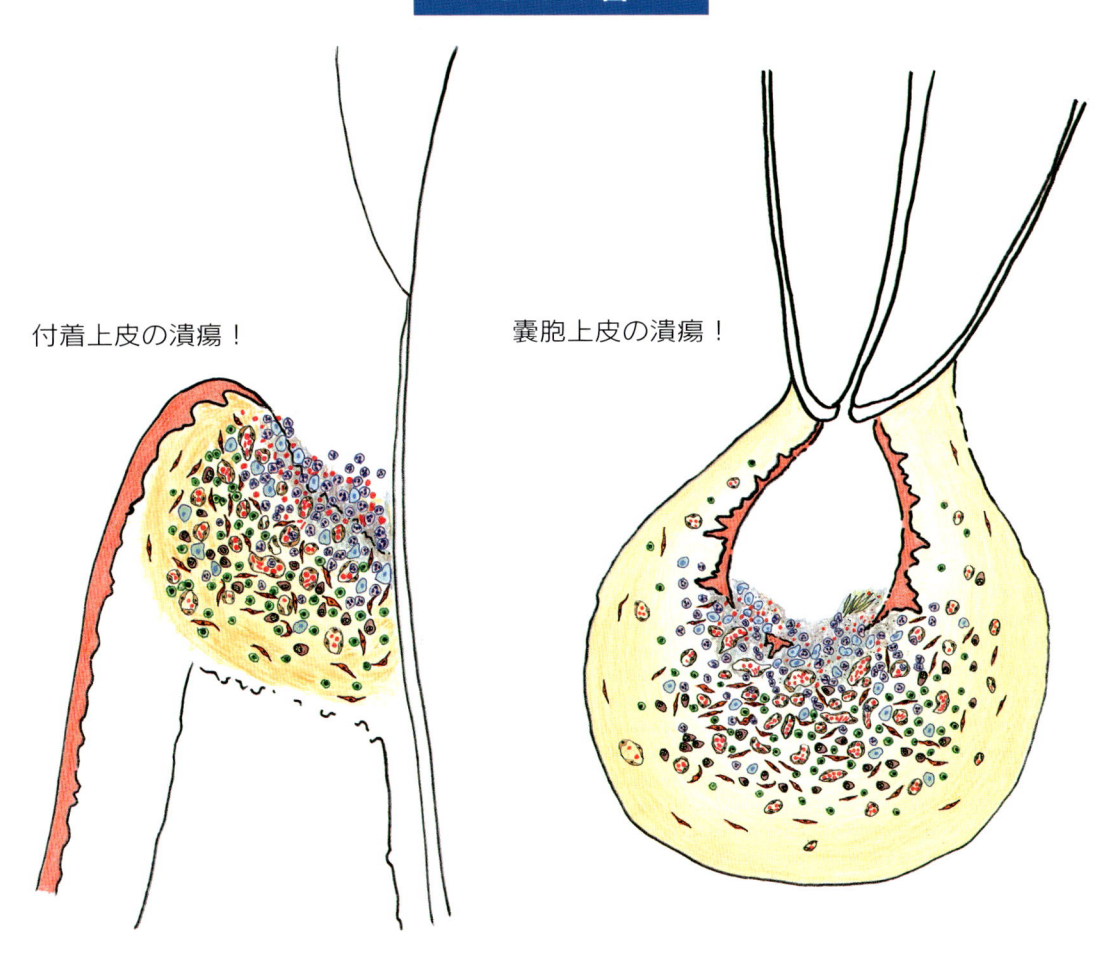

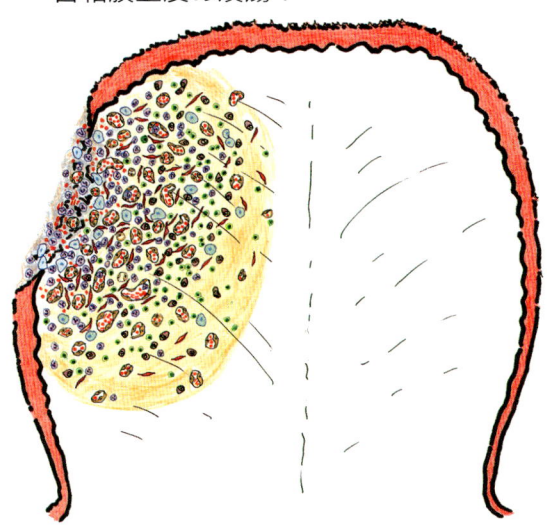

付着上皮の潰瘍！

嚢胞上皮の潰瘍！

舌粘膜上皮の潰瘍！

好中球

毛細血管＋赤血球

線維芽細胞

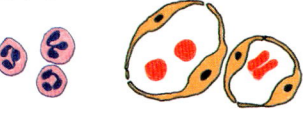

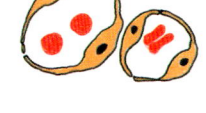

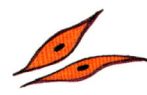

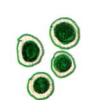

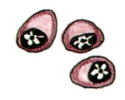

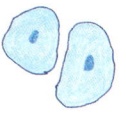

リンパ球

形質細胞

大食細胞

舌などの口腔粘膜の一般的な潰瘍と、付着歯肉部の病変も、根尖部の病変も、組織学的には同様に潰瘍状の所見を呈している。第一の砦が突破され、第二、三の砦が頑張っている所である。もちろん第一の砦も復旧準備中である。

修復・創傷の治癒

　細胞や組織が損傷を受けると、生体は防御機構によって、周囲に残っている細胞・組織が増殖を開始して「修復」をはかります。たとえば怪我、火傷等の外傷は生活の中で誰でも一度は経験したことがあると思います。怪我をしたとき、傷口の洗浄、消毒をすることは小さい頃から自然に身についています。その当然とも思える行動の裏には、多くの細胞が複雑に絡み合って治癒が順調に進行するための大切な目的が隠されているのです。それは異物侵入や感染を防ぎ、創傷治癒を早めること、病理学的には「良い肉芽」といわれる豊富な毛細血管と線維芽細胞からなる治癒・再生能力に富むパワフルな肉芽組織を作り出すことです。細菌感染が起こった状態では、『不良肉芽』といわれる化膿性炎を伴った肉芽組織が形成されてしまいます。こうなると感染物の除去が作業の主体となるため、新生血管の形成が不十分で修復再生能力を十分に発揮できません。ですから創傷治癒が遅れ、膿や滲出液が大量に出るため、ジュクジュクとした汚い傷口になるのです。

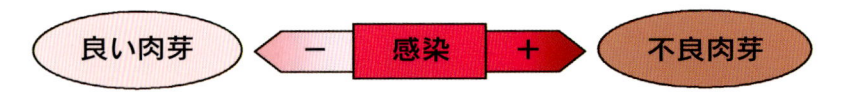

　　　　良い肉芽　◁─　感染　─▷　不良肉芽

■肉芽組織とは？

　肉芽組織は、表面が顆粒状（granule）に見えることから英語ではgranulation tissueといいます。傷口や抜歯窩にみられるピンク色で表面がプツプツした組織のことで、このプツプツの正体は、組織の中でループ状にたくさん形成された毛細血管なのです。この病的状態で出てくる豊富な毛細血管と線維芽細胞からなる幼若な結合組織、これこそが創傷治癒の主役です。さらにこの組織の中に細菌と戦う好中球を始め、残骸処理班の組織球、調整役のリンパ球という細胞戦士たちが加われば、オールスターキャストの勢ぞろいです。

■治癒形式

　創傷治癒には組織の収縮、肉芽組織の増殖、上皮やその他の再生の３つの重要なステップがあり、これらの機能は損傷を受けた細胞・組織の再生力、またその大きさによって違います。損傷部位は傷口を小さくする目的で多少なりとも収縮します。そして再生力の強い細胞・組織では①損傷組織が同じタイプの実質細胞から再生します。上皮や血液細胞のように常に分裂し続けている場合、一般的に完全再生されます。しかし再生力の弱いもの、ないもの、また再生力の強い細胞・組織でも、その損傷部分が大きいものは②結合組織によって置換され、瘢痕形成となります。肝臓等の再生力が強い臓器では、同一細胞での再生がなされますが、再生力より損傷の早さが上回る場合や、損傷部位が大きい場合は肉芽組織が登場します。治癒形式にはこの２つのパターンが混ざり合って起こるわけです。

細胞周期と再生

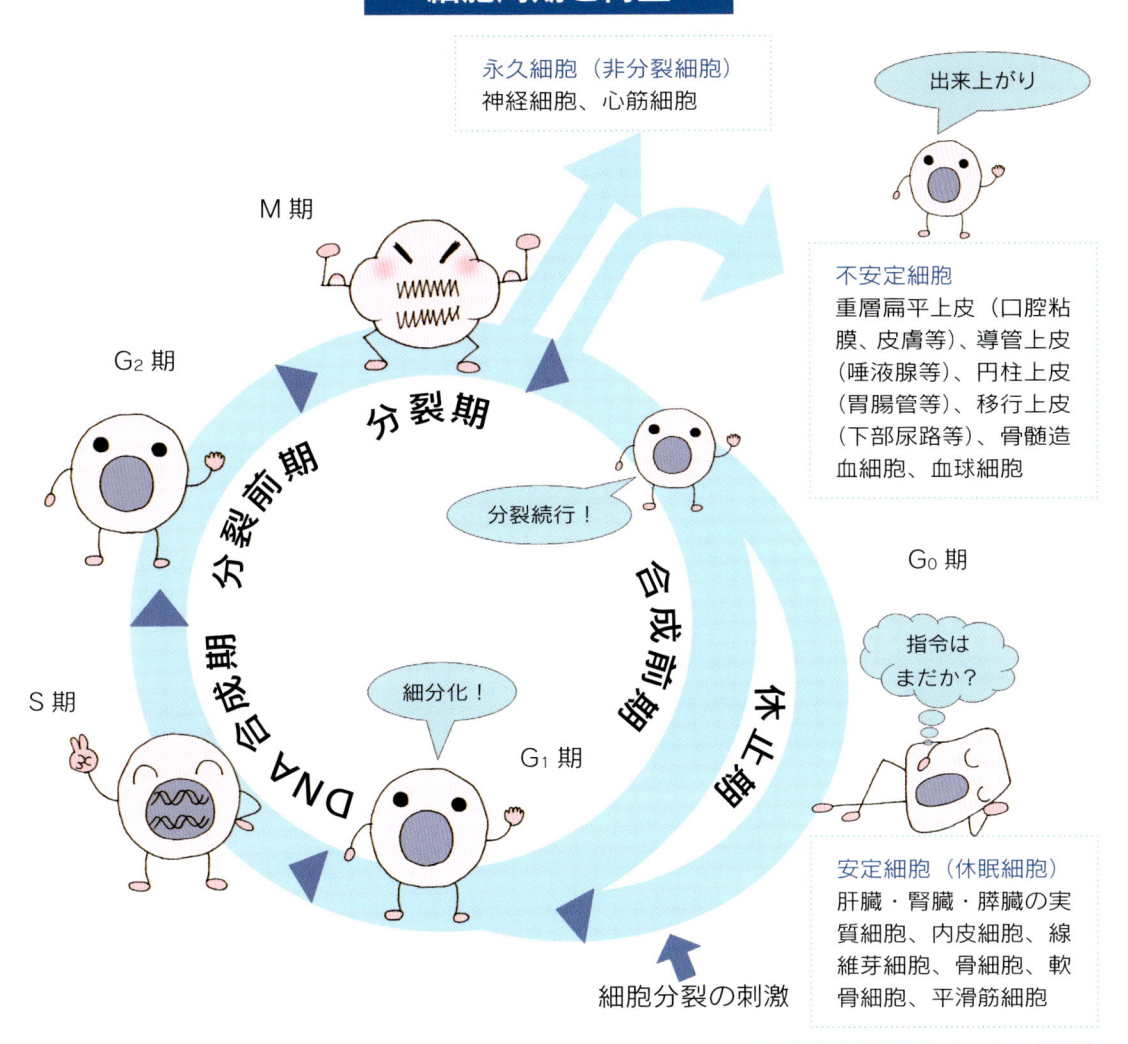

永久細胞(非分裂細胞)
神経細胞、心筋細胞

不安定細胞
重層扁平上皮(口腔粘膜、皮膚等)、導管上皮(唾液腺等)、円柱上皮(胃腸管等)、移行上皮(下部尿路等)、骨髄造血細胞、血球細胞

安定細胞(休眠細胞)
肝臓・腎臓・膵臓の実質細胞、内皮細胞、線維芽細胞、骨細胞、軟骨細胞、平滑筋細胞

M期 / G₂期 / S期 / G₁期 / G₀期
分裂期 / 分裂前期 / DNA合成期 / 合成前期 / 休止期
出来上がり / 分裂続行! / 細分化! / 指令はまだか?
細胞分裂の刺激

細胞周期の3つのパターン

①不安定細胞(分裂し続ける細胞):上皮細胞や骨髄の造血細胞は絶えず壊れた細胞を補うために分裂し続けます。

②安定細胞(必要において終生分裂する能力を保持する細胞):切除や損傷等の組織障害、機能的に必要となった場合、その刺激を受けて G₁ 期に入り分裂を開始します。

③永久細胞(早期に分化を完了して分裂能を失った細胞):神経細胞や心筋細胞は、細胞周期から出ると二度と分裂しません。細胞・組織が壊死すると同一細胞での再生は不可能なため、肉芽組織形成や瘢痕化となっていきます(例:心筋梗塞)。

再生力

一般的に細胞の再生力はその細胞組織の機能レベルによって違います。

①再生力が強い:下等な機能を営む組織(血液細胞、結合組織、血管、皮膚、粘膜上皮、排泄管導管、末梢神経線維、骨組織)

②再生力が弱い:やや高等な機能を営む複雑な組織(腎上皮細胞、横紋筋、平滑筋)

③再生力がない:高等で複雑な機能を営む(脳神経細胞、心筋細胞)

創傷治癒過程（1）

　創傷治癒には、一次治癒と二次治癒があります。両者の違いは肉芽組織の形成量です。術創は無菌的でシャープな傷口のため、創面が密着できるので形成される肉芽組織の形成量はわずかです。この状態で治癒するのが**一次治癒**です。一方、日常的にみられる創面が大きく開放され、感染を伴った状態では、大量の肉芽組織が動員されます。この状態の治癒を**二次治癒**といい、通常は大きな瘢痕組織を残します。しかし複雑な治癒過程を有するという点では両者に根本的な違いはありません。創傷治癒過程は、肉芽組織の働きを持って、昔から大まかな流れが体系付けられています。その過程を4段階で説明します。

第一段階：「残骸処理、整地」

　生体の組織細胞が損傷や感染を受けると、その部位の組織や細胞が死滅し、大量の壊死物質となります。さらに破綻した血管から出てくる大量の滲出物やフィブリンの析出があります。この量は損傷を受けて欠損した創面の大きさに比例します。まず処理しなければならない残骸がある場合、最初に動員されるのは貪食能を持った好中球で、最初の6〜24時間でピークとなり、細菌等を貪食します。好中球は短命のため24〜48時間でアポトーシスによって死滅していきます。この速攻的に出てくる好中球ですが、1日かけても約7cm程度しか移動できないので、大きな損傷では当然到着が遅れてしまい、感染を引き伸ばしてしまうため、治癒遅延の原因となります。短命な好中球が戦った後には、長寿の単球が血液中で増えてきて、組織内では大食細胞となってさらに延命し、貪食作用により残骸処理と整地に務めます。そして出番を待つ肉芽組織のために軟らかい下地作りをします。

第二段階：「基礎工事」

　基礎工事といえばまず足場作りから始まりますが、肉芽組織形成のための足場作りといえば、まず血管形成です。欠損した部位を補填する多くの細胞を増やすためには、通常よりたくさんの栄養となる血液が必要となります。それだけでなく、除去された老廃物の運搬もしなければなりません。その損傷部位へのライフラインとなるべく、新生血管の増生は、まず既存血管の基底膜がタンパク分解酵素によって分解され、損傷部位に向かう毛細血管の発芽から始まります。そして休眠から目覚めた内皮細胞が分裂を開始し、残骸除去の必要な工事現場（炎症最前線）を目指して移動していきます。これが内皮細胞の遊走です。そしてつぎつぎと血管を伸ばして、損傷部位に血管ネットワークを張り巡らせるのです。さらに分裂刺激を受けた線維芽細胞も眠りから覚めて細胞周期に入り、損傷部位の修復のために増殖します。

血管新生

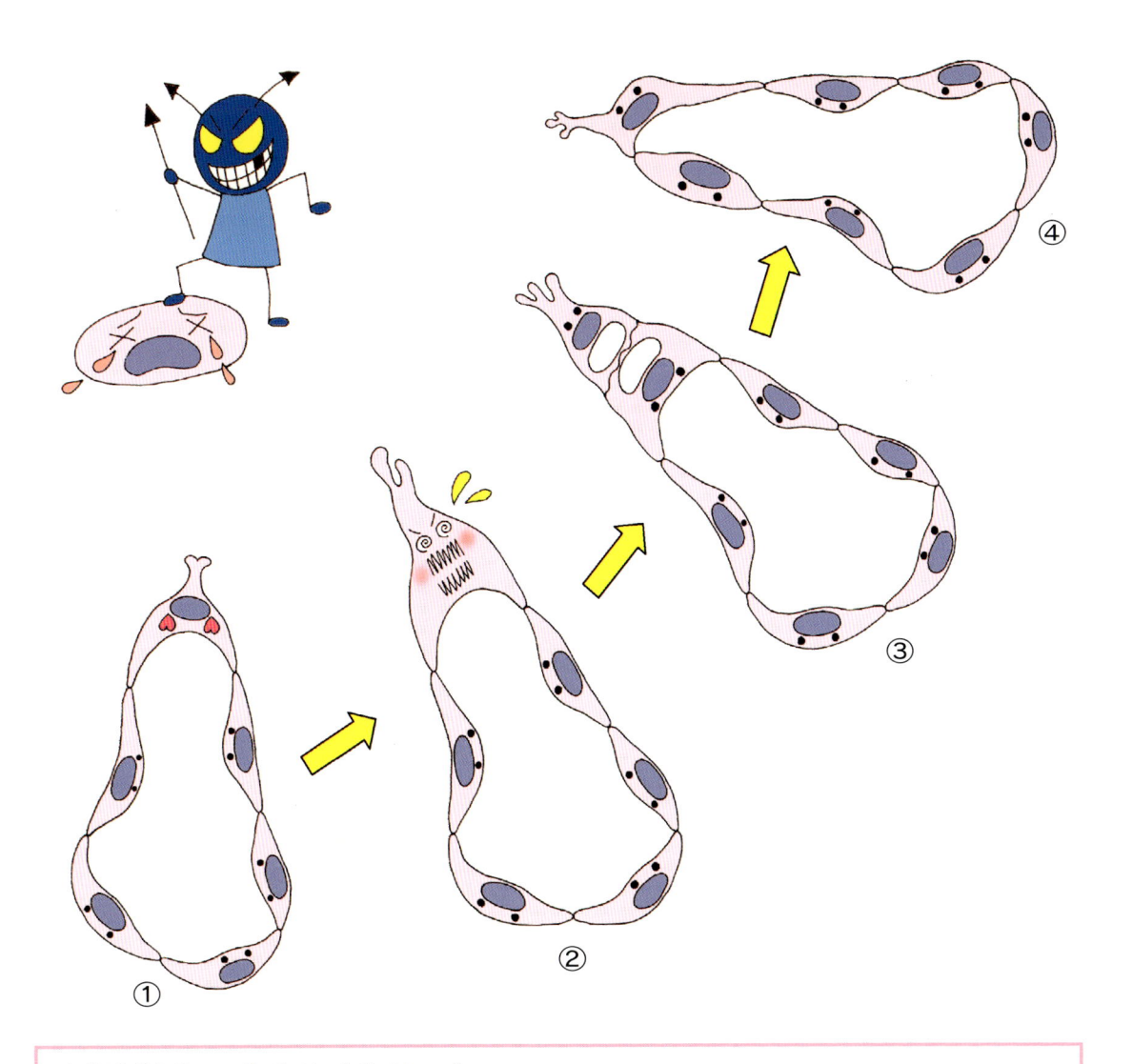

血管はどうやって伸びていくのでしょう
①新生血管が必要な部位に向かって伸びていきます（遊走）。
②先端の内皮細胞が細胞分裂を開始します。
③分裂した内皮細胞は細胞質内に空胞を形成し、これが血管腔を形成していきます。
④つぎの細胞がさらに先へと伸び始めました・・・

　こうして栄養供給が必要な部位の大切なライフラインとして血管は積極的に細胞を伸ばし、分裂、そして移動(遊走)を続けます。

　このような状態で出来上がった新生血管ですので、内皮細胞同士の接着は非常に曖昧であり、基底膜もありません。そのため血管の中身がとても漏れやすい状態です。炎症が起こっているときに腫れた印象を持つのは、この新しくできた未熟な血管から漏れ出た血漿成分によって組織が浮腫を起こしているからです。いわゆる炎症性浮腫の状態です。

創傷治癒過程（2）

第三段階：「本格的工事」

　　第二段階の基礎工事でしっかりと足場が出来上がりました。つぎに新生血管と細胞外基質＊を基盤とした、損傷部位への本格的な線維芽細胞の遊走と増殖が始まります。集まってきた線維芽細胞は、コラーゲン線維の基となるプロコラーゲン分子を細胞内で合成し、それを開口分泌によって細胞外へ放出します。分泌された低分子レベルのプロコラーゲンは、コラーゲン分子に転換され、巨大で密着した集合体を形成してコラーゲン細線維となります。こうして損傷部位は、血管を足場としてコラーゲン細線維とその周囲を取り巻くゲル状の糖タンパクによって補充されていきます。実際にこの線維芽細胞の遊走や増殖は、活性化した内皮細胞をはじめ、大食細胞の産生する細胞増殖因子と細胞増殖抑制因子、リンパ球など、周囲を取り巻くさまざまな物質によって調節され、コラーゲンの過剰増殖または不足とならないように制御されています。

＊**細胞外基質**
　　コラーゲンを主体とする線維状の構造タンパクとその隙間を埋めている糖タンパクからなるもので、細胞の形や増殖、遊走、分化といったさまざまな調節をしています。これは病的状態だけでなく、正常組織でも細胞に対する栄養補給、細胞増殖、分化の制御に重要な働きをしています。血管新生の際に溶けてしまった基底膜ですが、この基底膜を形成しているのもこの細胞外基質なのです。要するに上皮細胞や内皮細胞が結合組織と境界されているのは、この細胞外基質によって作られる基底膜によるものなのです。

＜治癒を遅らせる因子＞
- 損傷部位が大きい場合、再生する細胞や組織の量が多いため、治癒には時間がかかります。それだけでなく、創面には壊死物質など処理が必要な残骸が多く、細菌感染のリスクも高くなります。感染が起きると、感染源の除去などが主体となってしまい、血管新生能力が低下し肉芽組織形成能が低下します。血液が十分に行き届かない場合（血行不良）、栄養不足のため貪食細胞の持つ処理能力が十分に発揮できません。
- 損傷を受ける組織・細胞の持つ再生力によっても異なります。
- 再生力が強い場合でも、持続的な刺激を受ける場合、治癒は遅くなります。
- その他、全身疾患によるものとして、糖尿病のような代謝疾患では血管壁が脆弱で易感染性です。

コラーゲン線維の形成

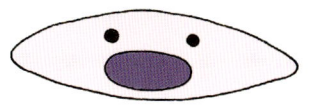

主役の線維芽細胞！

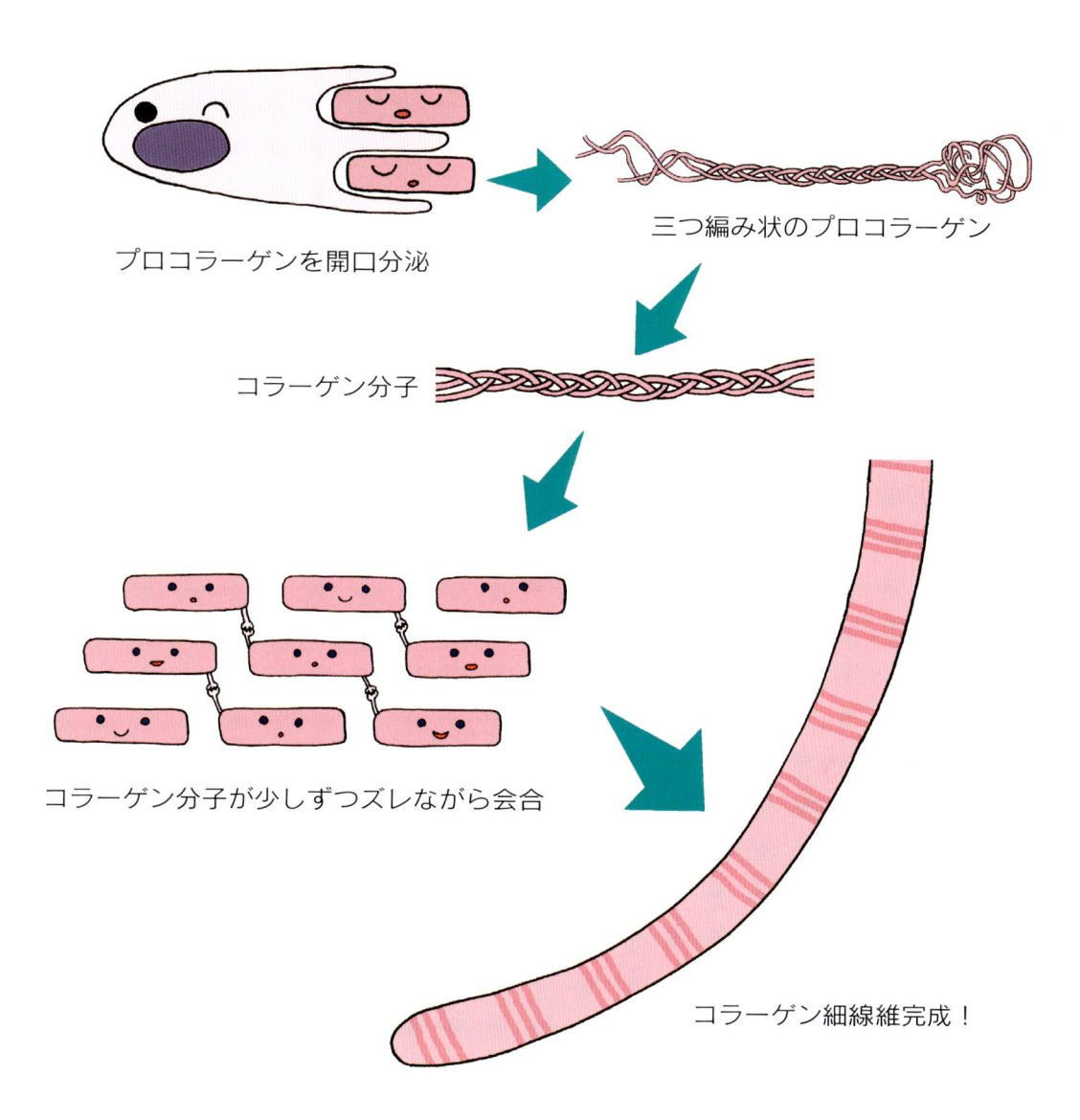

プロコラーゲンを開口分泌

三つ編み状のプロコラーゲン

コラーゲン分子

コラーゲン分子が少しずつズレながら会合

コラーゲン細線維完成！

　線維芽細胞は粗面小胞体でコラーゲン線維の源となる物質を形成し、それを3本三つ編み状にあわせたプロコラーゲンを作ります。そしてこのプロコラーゲンは細胞外へ開口分泌された後、両末端部分は酵素（Cプロテアーゼ、Nプロテアーゼ）によって変換されて(プロセッシング)、コラーゲン分子に転換されます。そしてそのコラーゲン分子が少しずつズレながら会合してコラーゲン細線維が出来上がります。

創傷治癒過程（3）

第四段階：「内装工事とメンテナンス」

　本格的工事も進行し、すっかり内装工事が終わってすべて新しく出来上がった状態、いわゆる器質化によって異物を完全に線維性結合組織で置き換えた状態を迎えました。しかし、工事が終わってからも大切なことは継続的なメンテナンスです。なぜならば傷口は治ったようにみえても、基盤となるコラーゲン線維はまだまだ未熟な状態です。最終的な治癒段階として必要となるのは創傷部位が十分な強度を得ることであり、その強度を維持しているのはコラーゲンです。そのため線維芽細胞は、コラーゲンの前駆物質を分泌するだけではなく、コラーゲン上を動き回ってコラーゲンをシート状にまとめたり、束ねたり、またその配列の制御をしています。コラーゲン線維は、その太さや密度が増すほど、組織の引っ張り強度は強くなるわけです。こうした線維芽細胞の働きによって強靭なコラーゲン線維が形成され、傷口はしっかりと強度のある組織として修復されます。損傷した組織がきちんと修復される頃、線維芽細胞や新生血管は減少します。そして不活発となった線維芽細胞や密なコラーゲン、そして細胞外基質が主体をなし、時間とともに瘢痕組織となります。瘢痕組織が収縮するのは、血管を含む細胞成分の減少、コラーゲン線維の配列が密に詰まってくるためです。これを**瘢痕収縮**といいます。瘢痕組織となったコラーゲンや細胞外基質は、いくつかの酵素によって分解・形成が調節されていきます。

○引っ張り強度

　正常な皮膚の引っ張り強度を100％としたとき、すご腕の外科医が注意深く丁寧に縫合した創部の引っ張り強度は約70％といわれています。では1週間後に抜糸をした際の引っ張り強度は正常皮膚に対して約何％くらいあるでしょう？

「たったの10％程度しかありません」

　なぜその状態で抜糸をするのでしょう？
　それは一般的に使われている縫合糸は、生体にとって排除できないため、生体はそれを異物と判断し、生体の防御反応としての異物肉芽腫を形成してしまいます。ですからその前にやむを得ず抜糸をします。創部は約4週間で強度は急速に増大し、とくに最初の2か月でコラーゲンの合成がその分解を上回り、さらに合成減少後も線維の結合や太さの増大によるコラーゲンの構造修復により引っ張り強度は増強し、約3か月までには正常の70～80％に達します。一般的にはこれ以上の強度には回復しません。

外科処置を行う場合、①限りなく一次治癒を目指し、
②シャープな切り口と迅速な処置、この2点が大切です。

コラーゲンの合成

①線維芽細胞はコラーゲンの元となるプロコラーゲンを分泌するだけでなく、合成にも一役買っています。

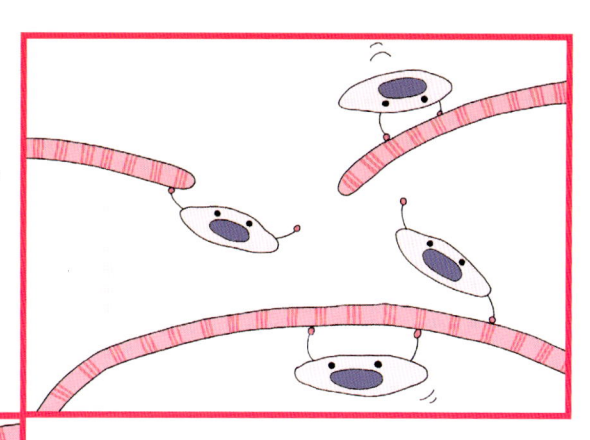

②線維芽細胞はコラーゲン細線維をどんどん引っ張り寄せています。

③線維芽細胞はコラーゲン細線維上をせっせと動きまわり、線維がシート状になるように一生懸命寄せ集めます。

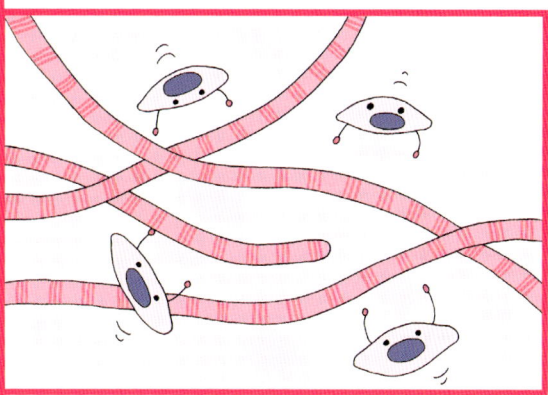

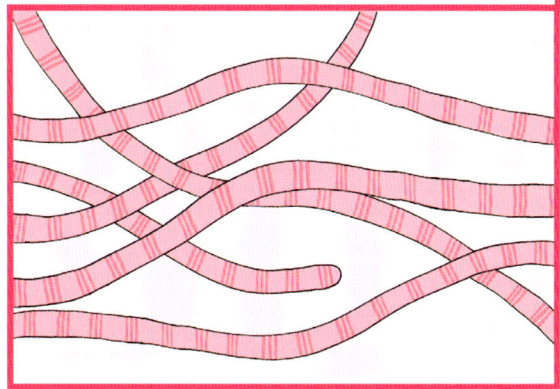

④役目の終わった線維芽細胞は消えてしまいます。この頃にはすっかり線維は太くなり数も増えています。

コラーゲンの隙間はいずれも糖タンパクが埋めています。

抜歯窩の治癒（1）

〈抜歯 extraction〉

1. 口腔領域の観血的処置の中で最も多い小手術
2. 治癒機転と経過を理解することが非常に重要！

〈抜歯の適応〉

① 修復不能な高度のう蝕歯
② 高度の歯槽骨吸収を伴う歯周疾患（辺縁性歯周炎）
③ 高度の根尖病巣を持つ歯（根尖性歯周炎）
④ その他

　臨床の現場で肉芽組織の存在を最も実感できるのは抜歯後の経過観察だと思います。

　では抜歯のとき抜歯窩や歯周組織ではどんな変化が起きているのでしょう？前述した創傷治癒の経過を踏まえて、経時的な変化をみていきましょう。

　ただし、健全歯と病巣を有する歯の抜歯では、抜歯後の処置方法が異なります。病巣などの感染源のある歯の抜歯では、『治癒を遅らせる因子』がたくさん含まれています。とくに細菌感染は、不良肉芽組織を形成し、速やかな治癒を妨げます。治癒の促進のみならず二次感染防止のためには、抜歯窩内の不良肉芽組織はきれいに掻爬しなければいけません。逆に健全歯の抜歯では、過度な掻爬は周囲の歯周組織の破壊や健全な肉芽組織形成の遅延を起こすため、気をつけなければなりません。

『では健全歯抜歯を想定した創傷治癒の復習です』

健全歯

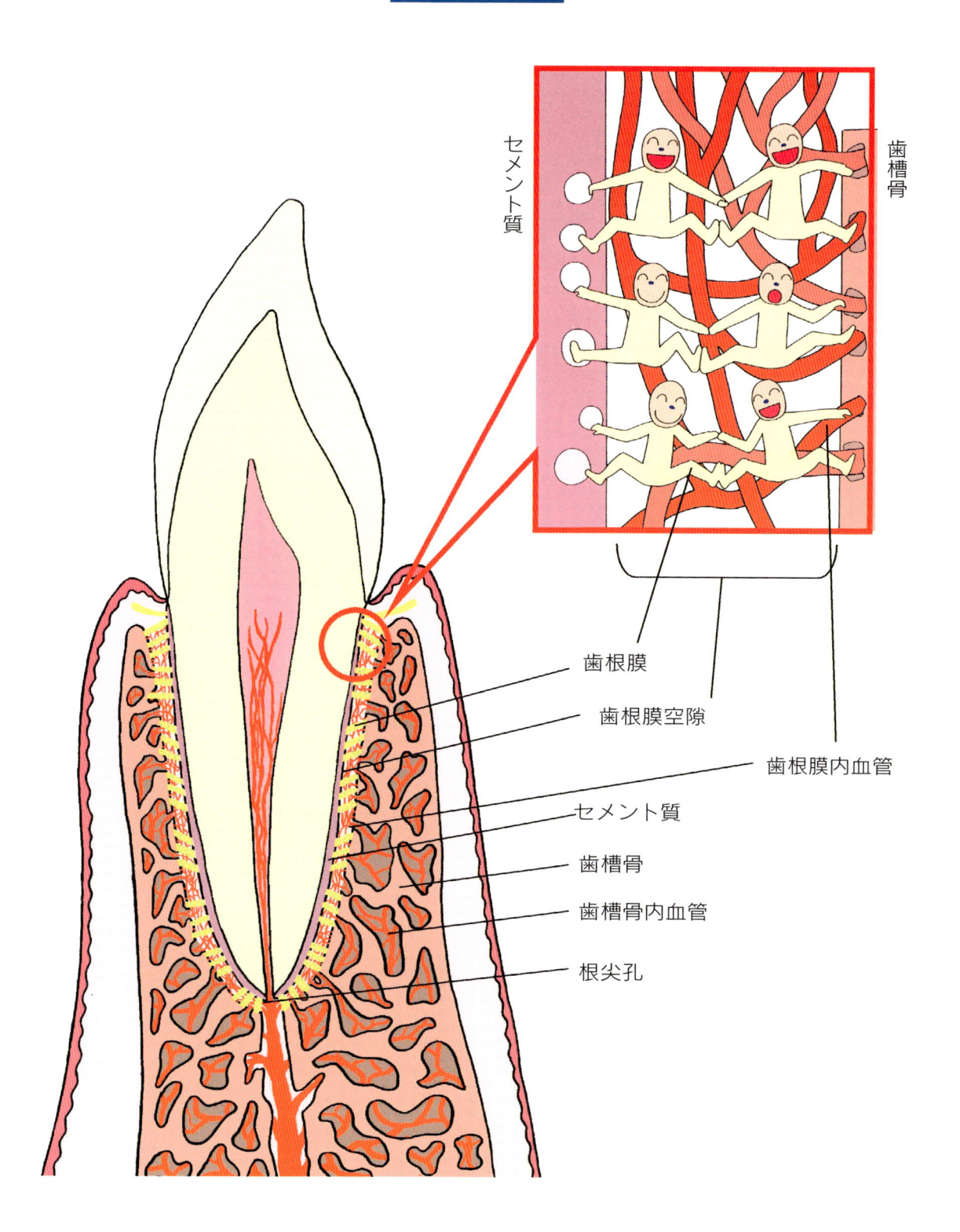

セメント質

歯槽骨

歯根膜
歯根膜空隙
歯根膜内血管
セメント質
歯槽骨
歯槽骨内血管
根尖孔

抜歯窩の治癒（2）

　抜歯後の治癒に対して抜歯窩に残った歯根膜は大変重要な働きを持っています。また辺縁性歯周炎や病巣がある場合、抜歯窩に不良肉芽が残ってしまうと、抜歯後出血や抜歯窩治癒不全の原因となります。また歯根嚢胞や歯根肉芽腫など、根尖病巣を持つ患歯の抜歯の際、誤って嚢胞を取り残してしまうと、抜歯創に残された病変が、顎骨内に境界明瞭な透過像を呈する残留嚢胞として存在し続けます。

歯根膜は残して、病的組織はすべて除去することが大切です！

　なぜ歯根膜を残すのか？

1）露出骨面を作らないため
　・抜歯窩は口腔内に直接交通しているので、骨面が露出していると細菌感染を起こしやすいため、歯根膜は骨面の保護をします。
　・生理的環境の破壊（pH）により、骨の壊死、歯槽骨炎が起こりやすいので、掻爬等の処置は最小限であることが大切です。

2）抜歯窩内の血管、歯根膜線維を傷つけずに確保するため
　・抜歯窩内に残存する血管は、損傷の少ない血管が多いほど、そこから新たな血管が容易に形成されます。
　・歯根膜線維の残存は残存血管の保護に大変有効であり、血管が損傷を免れれば豊富な新生血管が容易に形成されます。

要するに治癒の主役である肉芽組織形成が、残存歯根膜によって　　　スピーディー＆スムーズに進行するのです。

抜歯開始

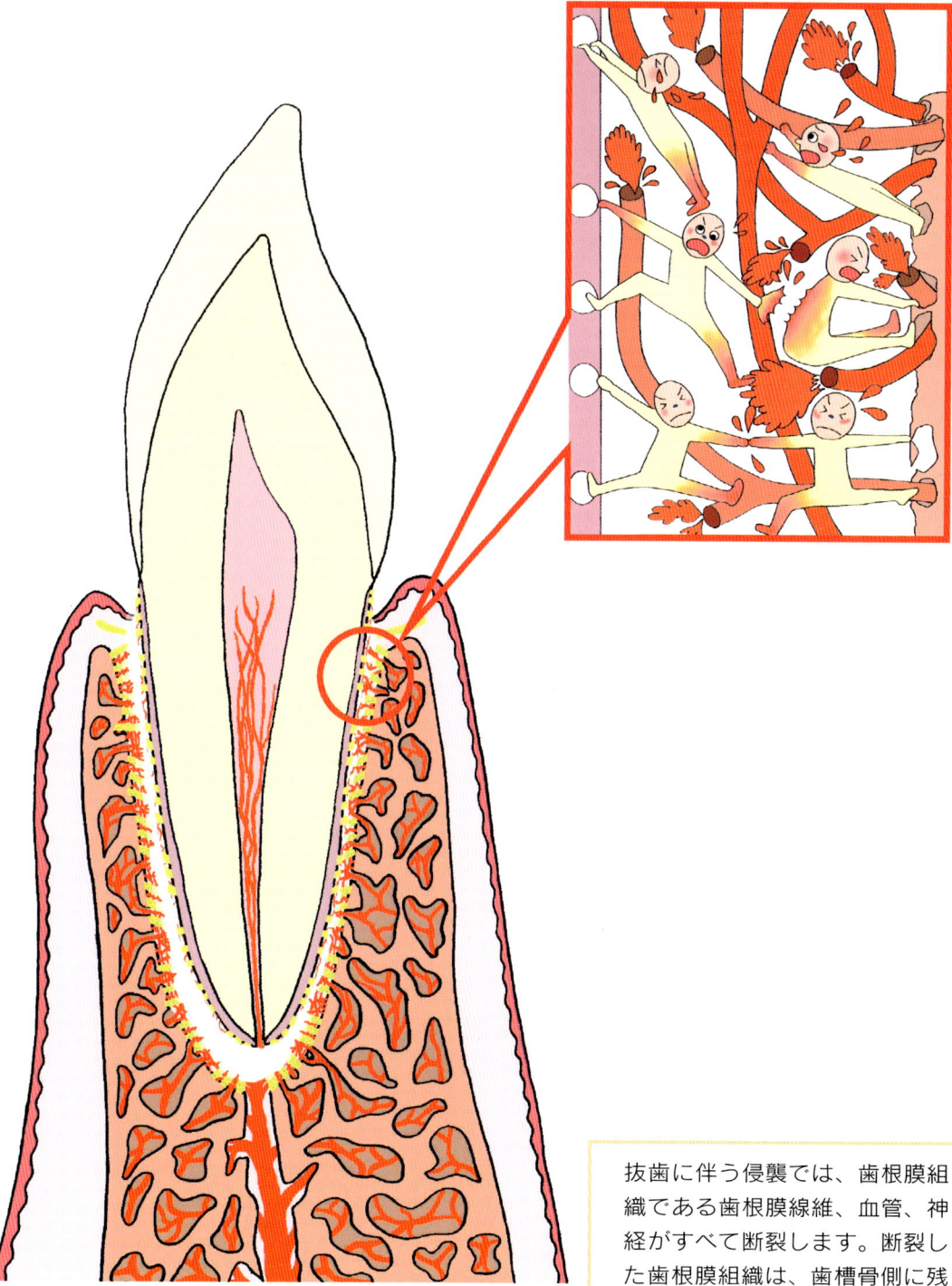

抜歯に伴う侵襲では、歯根膜組織である歯根膜線維、血管、神経がすべて断裂します。断裂した歯根膜組織は、歯槽骨側に残り、抜歯窩歯槽骨壁の保護や血管形成に役立ちます。

抜歯窩の治癒（3）

```
┌──────────────┐  ┌──────────┐  ┌────────────────┐
│付着歯肉部結合組織│  │歯根膜線維│  │根尖部・歯根膜部血管網│
└──────────────┘  └──────────┘  └────────────────┘
        ↓              ↓               ↓
              ┌─────────────┐
              │   断　裂    │
              └─────────────┘
                     ↓
              ╔═════════════╗
              ║  骨面より出血  ║
              ╚═════════════╝
```

出血は 30 分～1 時間でほぼ止血する

　抜歯による侵襲に伴い、歯肉結合組織、根尖部ならびに歯根膜中の歯根膜線維や血管を含む歯根膜組織は断裂します。これにより抜歯窩壁や歯肉より抜歯窩を埋める大量の出血が起こります。健全歯抜歯の場合は、血管や抜歯窩保護に大変有効な歯根膜線維は、できるだけ残すために術野を洗浄する程度にとどめ、過度な掻爬は避けましょう。しかし抜歯窩の骨壁面の吸収がみられたり、ブヨブヨとした病的肉芽組織（不良肉芽組織）が存在するような感染歯抜歯の場合は、確実に掻爬しなければいけません。不良肉芽の掻爬時には出血が伴います。しかし感染源の取り残しは治癒に大きな影響を及ぼすだけでなく、ドライソケットや後出血、疼痛の原因となりますので、恐れずにしっかり掻爬をしましょう。

『容易な抜歯ほど、掻爬は念入りに！』

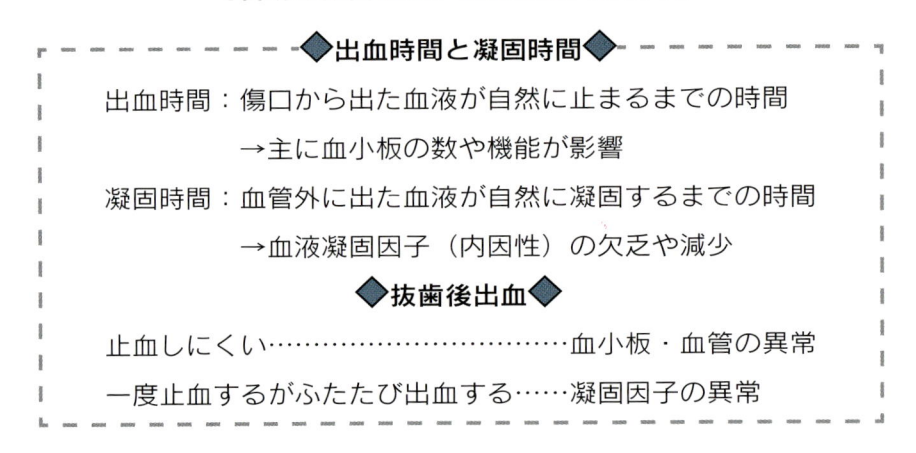

◆出血時間と凝固時間◆

出血時間：傷口から出た血液が自然に止まるまでの時間
　　　　　→主に血小板の数や機能が影響
凝固時間：血管外に出た血液が自然に凝固するまでの時間
　　　　　→血液凝固因子（内因性）の欠乏や減少

◆抜歯後出血◆

止血しにくい……………………………血小板・血管の異常
一度止血するがふたたび出血する……凝固因子の異常

抜歯直後

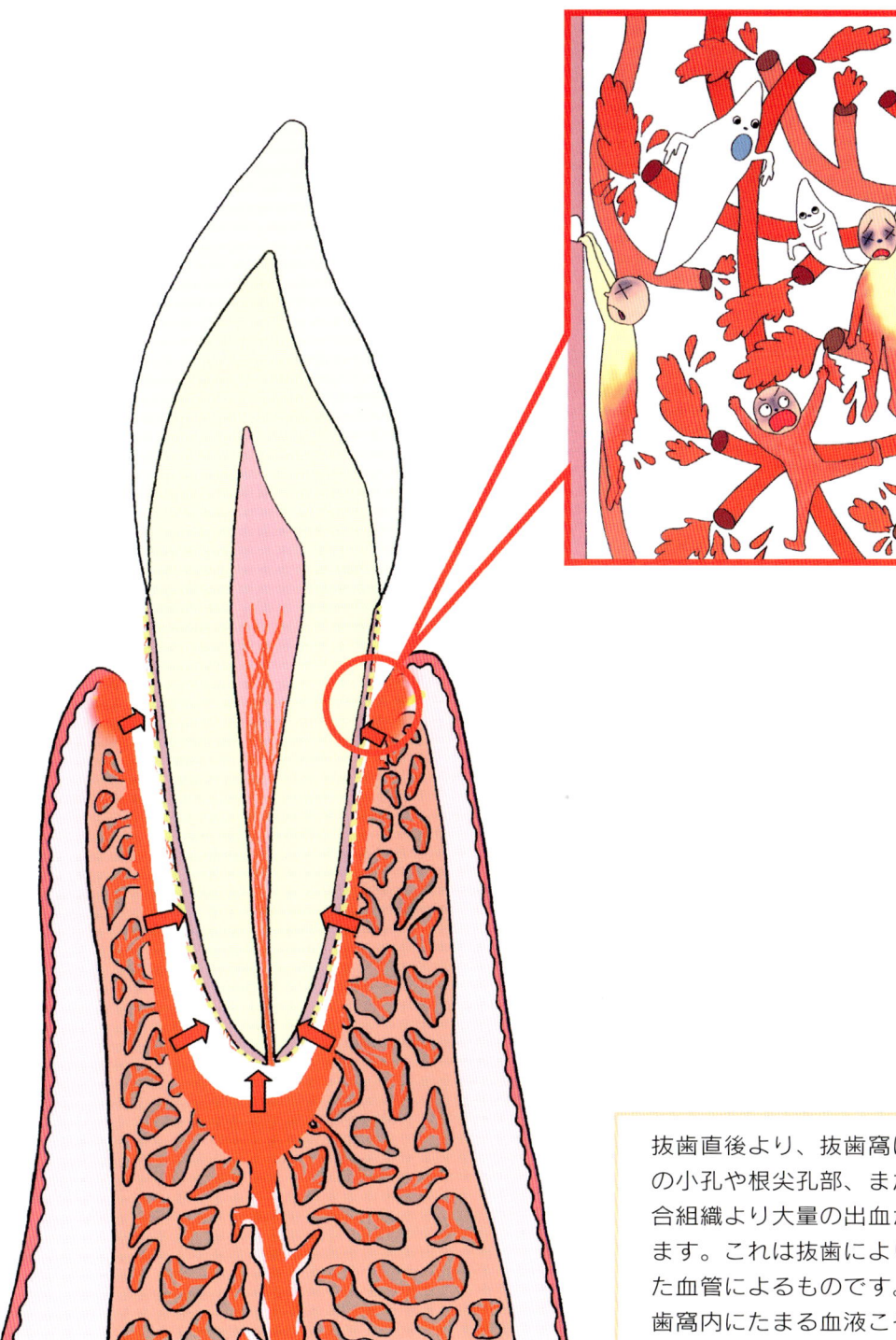

抜歯直後より、抜歯窩は歯槽骨の小孔や根尖孔部、また歯肉結合組織より大量の出血がみられます。これは抜歯により断裂した血管によるものです。この抜歯窩内にたまる血液こそが抜歯窩の保護に大切な役割を果たす**血餅**となるのです。

抜歯窩の治癒（4）

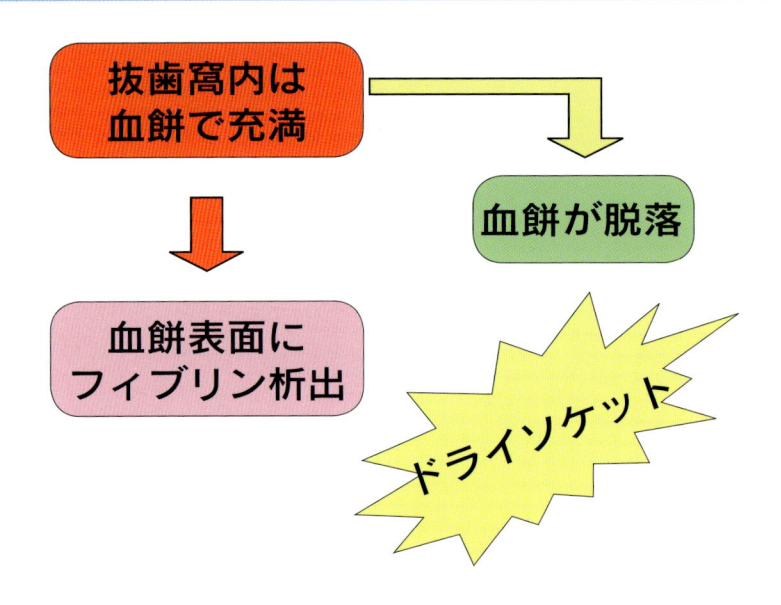

```
┌─────────────┐
│ 抜歯窩内は    │──────┐
│ 血餅で充満    │      ↓
└─────────────┘   ┌──────────┐
      │           │ 血餅が脱落 │
      ↓           └──────────┘
┌─────────────┐
│ 血餅表面に    │       ドライソケット
│ フィブリン析出 │
└─────────────┘
```

　抜歯窩は、抜歯後数分で断裂した血管からの大量出血により血液で満たされ凝固し、血餅が形成されます。また創面はフィブリンの析出により膜状に覆われ、凝固・止血が完了します。「歯を抜いた所に膜が出来た…」と思わずいじって、出血、再来院…などとならぬよう注意しましょう。

　抜歯後2〜3日頃より、抜歯窩内の血餅は抜歯窩壁側から徐々に形成された肉芽組織によって置き換えられていきます。これが**血餅の器質化**といわれるものです。

　血餅：フィブリンの間に多量の赤血球が絡まった状態で、さらに貪食能を持った好中球などが少量含まれています。この血餅は、抜歯窩を埋め尽くすことで骨面の露出を防止するため、二次感染防止や抜歯窩骨面の保護に非常に重要です。

　上皮の再生は抜歯後約4日前後で開始されます。抜歯によって断裂した上皮の断端の基底細胞が分裂を繰り返し、上皮断端部は抜歯窩中央部に向かって創面を這うように伸び始めます。

　抜歯窩保護に重要な血餅が脱落してしまうと、歯槽骨（抜歯窩）が露出して激しい疼痛を伴ったり、感染が起こりやすくなります。⇒ドライソケット

血餅期

口腔内には多数の細菌がいるため、喧嘩好きな好中球が血餅に向かってつぎつぎとやってきます。
断裂した上皮は、断端部から抜歯窩中央部に向かって創面を這うように伸びていきます。

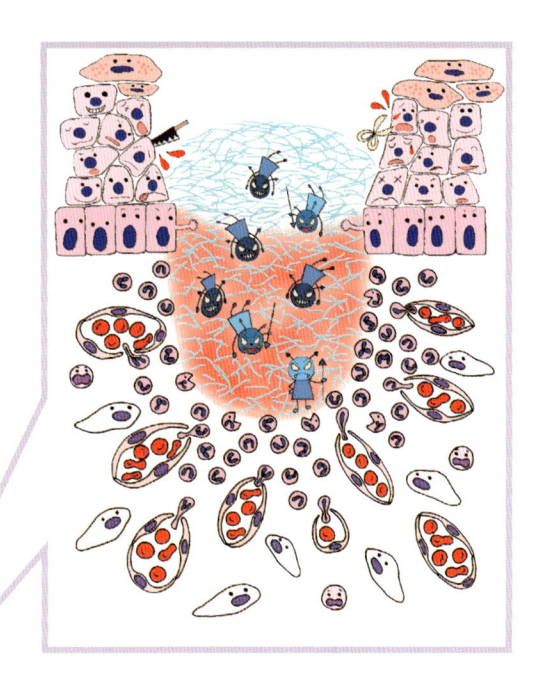

フィブリンの析出

血餅

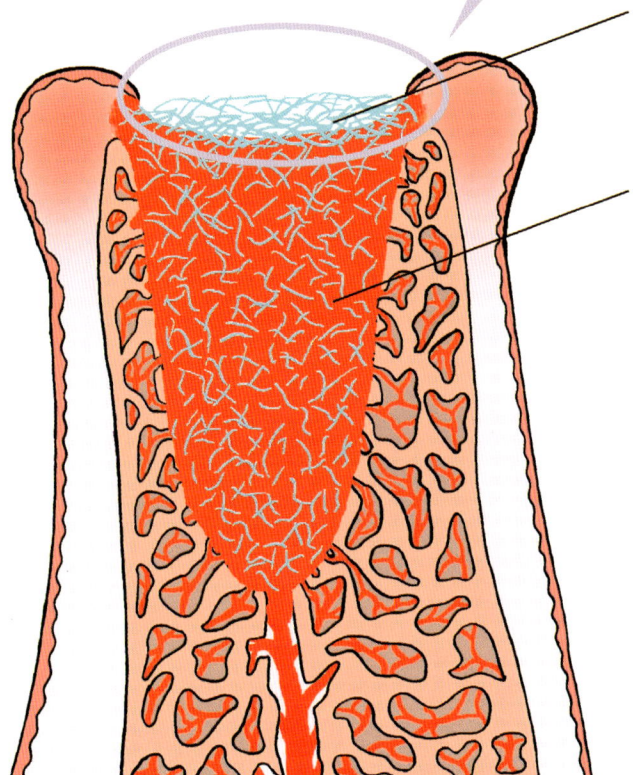

抜歯窩は、血球やフィブリンから成る血餅によって満たされ、表面にもフィブリンの析出がみられます。口腔内で抜歯窩表面が白っぽく見えるのはこのフィブリンなのです。

抜歯窩の治癒（5）

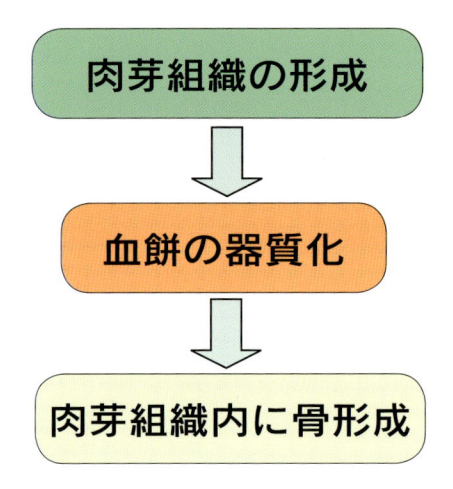

```
┌──────────────┐
│ 肉芽組織の形成 │
└──────┬───────┘
       ▼
┌──────────────┐
│  血餅の器質化  │
└──────┬───────┘
       ▼
┌──────────────────┐
│ 肉芽組織内に骨形成 │
└──────────────────┘
```

　抜歯後2～3日頃より始まった肉芽組織による血餅の器質化は、根尖部と歯頸部でとくに強くみられます。この血餅が完全に器質化されるには約15日程度かかります。この肉芽組織内の線維芽細胞の中には、筋線維によって伸縮作用を持つ筋線維芽細胞が混ざっています。この筋線維芽細胞は、その独自の伸縮作用を使って傷口を小さくするのに役立っています。

　抜歯後5～6日頃より、肉芽組織の中に、歯槽骨壁から窩の中心に向かって骨芽細胞が出現し、骨の基質を作り始めます。新生骨は肉芽組織内に豊富に張り巡らされた血管の間に細長い梁状骨の形で形成されます。新生骨梁の形成は、根尖部の抜歯窩壁表面から始まります。

骨形成を伴った肉芽組織のことを『骨肉芽：callus』と呼びます。

　この骨を作る骨芽細胞はどこからくるのでしょう？
　それは先行する肉芽組織の中にある未分化間葉系細胞と呼ばれる多分化能を持つマルチな細胞からです。それが骨形成能を持つ骨芽細胞に分化するのです。

　作るものがあれば壊すものもあり、この頃から歯槽骨縁では破骨細胞といわれる骨を破壊する細胞による辺縁骨の吸収が開始されます。

　抜歯後約4日前後で開始された上皮の再生ですが、歯肉上皮である重層扁平上皮の細胞分裂は基底細胞のみです。ですから肉芽組織の上を這うように基底細胞一層だけがつぎつぎと分裂し、水平方向へとどんどん伸びているのです。

肉芽組織期

断裂した上皮は、基底細胞だけが分裂して肉芽組織で満たされた創面を這うように一層伸びています。

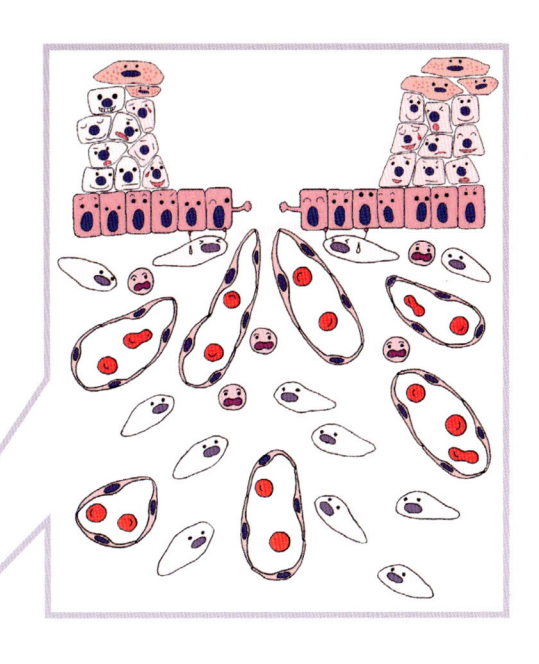

歯肉の腫脹（炎症性浮腫）

破骨細胞

肉芽組織

新生骨

抜歯窩壁より中央部に向かって血餅が徐々に豊富な血管網を持つ肉芽組織によって置き換えられています。とくに根尖部と歯頸部に、その変化は強くみられます。
さらに根尖部では肉芽組織内に形成された血管の間に細長い梁状の新生骨が形成されます。
歯槽骨縁には破骨細胞による辺縁吸収がみられます。

抜歯窩の治癒（6）

```
┌──────────────┐
│ 周囲歯槽骨より │
│ 骨芽細胞出現  │
└──────┬───────┘
       ▼
┌──────────────┐
│ 破骨細胞による │
│ 歯槽頂の吸収  │
└──────────────┘
```

　肉芽組織による血餅の器質化完了とともに、肉芽組織内に新生された梁状骨も徐々に歯頸部方向へ上がってきます。3～4週間で抜歯窩のほぼ2／3が**新生骨梁**で満たされます。

　抜歯窩が新生骨梁によって満たされると、つぎにその細い線維状であった骨梁の幅が徐々に太くなっていきます。この頃はまだ周囲歯槽骨と新生骨の分界線がはっきりみられます。そしてこの骨梁に石灰化が起こり、徐々に**成熟骨梁**へと変わっていきます。この時期にみられる石灰化していない骨を**化骨**と呼びます。
　歯槽頂では、破骨細胞による吸収で骨縁の形態修正が行われています。すなわち骨の形成と吸収により積極的な骨の改造が起こっているのです。

　いよいよ上皮の再生が大詰めです。

　辺縁部から抜歯窩中央部へと伸びていた基底細胞が一層となったとき、基底細胞からなる上皮による創面の閉鎖が完了を迎えます。しかしこれで上皮再生が完了したわけではありません。これからが本番です。今までは分裂した基底細胞は水平方向に伸びていきましたが、この段階からようやく、基底細胞の分裂方向が上向きとなり、重層扁平上皮が本来持つ分化方向である角化へ向かって、棘細胞、顆粒細胞、角化へと進んでいきます。

　抜歯後4日頃より始まった上皮化は、20日頃に完了します。

化骨期

水平方向に伸びてきた基底細胞同士がつながり一層となると、つぎは重層扁平上皮の分化の方向である上方へと増殖し、棘細胞、顆粒細胞、角化への分化を開始します。

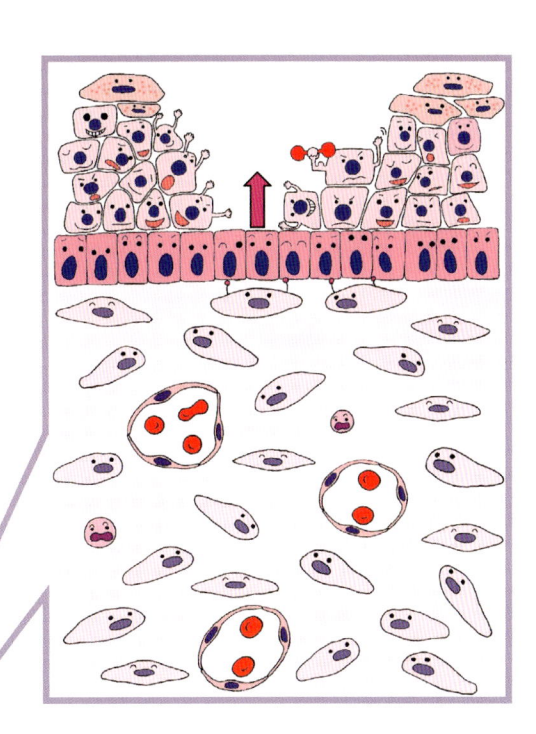

新生骨

分界線
（抜歯前の歯根膜のライン）

３〜４週間で、ほぼ抜歯窩の約２／３が新生骨梁で満たされます。そして抜歯窩が骨梁によって満たされる頃には骨梁が徐々に太くなってきます。
この時期ではまだ既存の歯槽骨と新生骨の分界線がはっきりみられます。

75

抜歯窩の治癒（7）

```
┌─────────────────────┐
│  骨芽細胞・破骨細胞  │
│    による骨の改造    │
└─────────────────────┘
           ↓
┌─────────────────────┐
│   本来の歯槽骨の構造  │
└─────────────────────┘
```

　抜歯窩を満たしている新生骨梁と周囲歯槽骨が一体化し移行的になる時期です。太さを増して骨の成熟が進んだ新生骨梁は、破骨細胞と骨芽細胞による骨の改造現象を伴いながら骨の厚みを増し、さらに石灰化を起こしながら層板構造を持つ緻密な成熟骨となっていきます。

　この頃になると、周囲の歯槽骨壁との境界も区別ができなくなり、骨髄腔の形成もみられます。

　いわゆる抜歯窩の治癒完了です。

　治癒期は一般的に2～3か月といわれていますが、完全に成熟骨に置き換わるには約半年かかります。この骨の再生時期を理解しておくことは、義歯の印象を採る時期や、インプラント埋入時期を決める指標となるでしょう。

1．血餅期（1～5日）
2．肉芽組織期（5～15日）
3．仮骨期（15～30日）
4．治癒期（30～5、6か月）
　　［3～4か月で安定］

治癒期

重層扁平上皮への上皮再生完了！

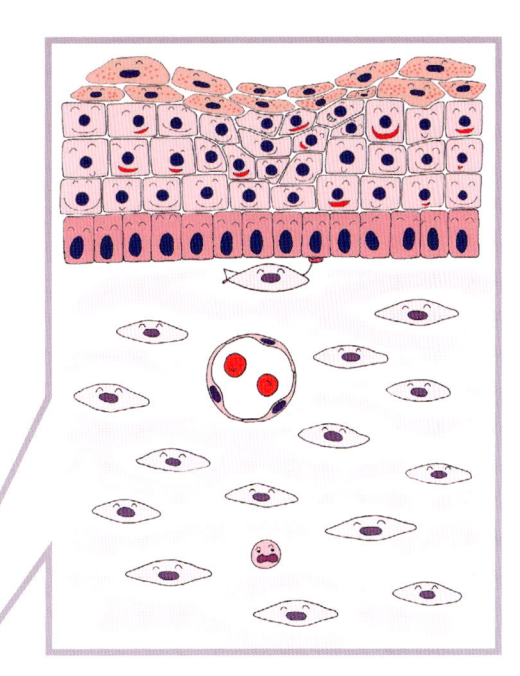

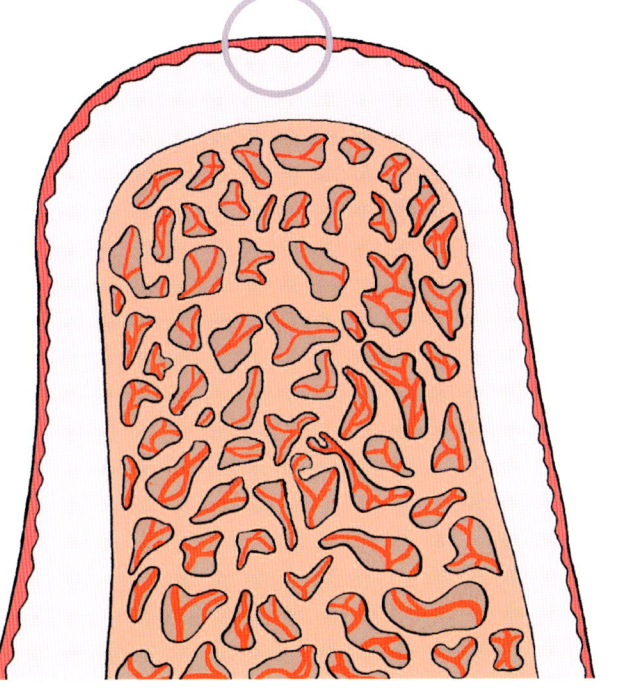

抜歯窩治癒完了！

新生骨梁は、骨の改造現象を伴いながら骨の厚みを増し、層板構造を持つ緻密な成熟骨となり、周囲の歯槽骨壁との境界が区別できなくなり、完全治癒を迎えます。

参考文献

＜基礎編＞

1) 山本一彦，村松譲兒，多久保陽．カラー図解　人体の正常構造と機能　Ⅶ　血液・免疫・内分泌．東京：日本医事新報社，2002．

2) エレイン N．マリーブ（著）．林正健二，小田切陽一，武田多一，淺見一洋，武田裕子（訳）．人体の構造と機能　第2版．東京：医学書院，2005．

3) 森　亘，桶田理喜（監訳）．ロビンス　基礎病理学　第6版．東京：廣川書店，1999．

4) Emanuel Rubin, John L, Farber. Pathology 2nd Edition. J.B. Lippincott Campany 1994.

5) 松尾　理（監訳）．カラー図解　症状の基礎からわかる病態生理．東京：メディカル・サイエンス・インターナショナル，2003．

＜臨床編＞

1) 賀来　亨，山本浩嗣（編）．スタンダード口腔病理学．東京：学建書院，2003．

2) 高木　實（監修）．口腔病理アトラス　第2版．東京：文光堂，2006．

3) ニュートンムック　人体を支配するしくみ．東京：ニュートンプレス，2006．

いまそこで何が起こっているのか？

―臨床編―

注：本章のイラストは、臨床家にとって治療のヒントに役立つことを主眼として、病態をイメージしやすいように意図的に簡略化、模式化されている。厳密な病理組織図や、より詳細な病態像が必要な場合は、口腔病理学などの専門書を参照されたい。

Ⅰ．歯および歯周組織の炎症

●治らぬ歯内療法（エンド）

（1）出血が止まらない!!─その①─／82

（2）出血が止まらない!!─その②─／84

（3）排膿が止まらない!!／86

（4）打診痛が消えない!!／88

（5）根管治療中、症状発現を繰り返す／90

（6）通常、自覚症状なし（違和感程度）／92

（7）番外編─『歯髄炎』ア・ラ・カルト─／94

●くすぶる膿瘍、消えない瘻孔

（1）根尖部歯肉の腫脹、排膿が消えない!!／100

（2）歯頚部歯肉の腫脹、排膿が消えない!!／102

●さっぱり術後：脱臼歯再植の予後不良

（1）エックス線写真に根の吸収像出現／104

（2）エックス線写真に根の吸収像出現

　　（根と歯槽骨の間に一層の透過像）／106

（3）歯髄反応はあるが、根尖歯肉に腫脹、圧痛／108

●なぜか腫脹

（1）疼痛も排膿もないが、歯頚部歯肉の腫脹が消えない!!／110

（2）疼痛も出血もないが、歯肉の腫脹が消えない!!／112

＜歯および歯周組織の模式図＞

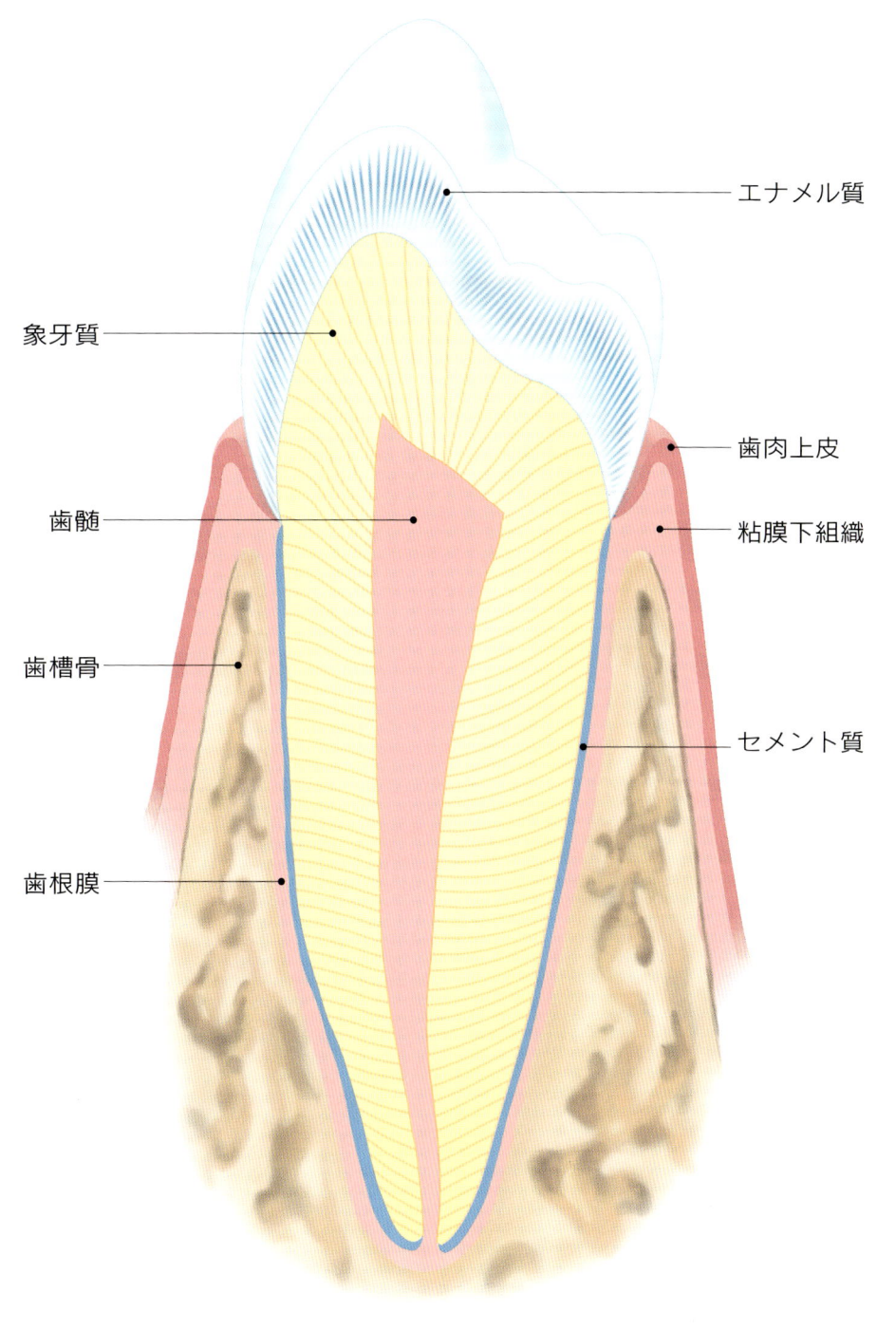

- エナメル質
- 象牙質
- 歯肉上皮
- 歯髄
- 粘膜下組織
- 歯槽骨
- セメント質
- 歯根膜

治らぬ歯内療法（1） エンド

☆こんな症状で困ったときは？

　　⇒『出血が止まらない!!』──その①──

a．抜髄直後、根尖から湧き上がるように出血する。
b．根管治療時、綿栓交換のたびに根尖出血する。
c．どこからかわからないが出血する。

☆そのとき、何が起こっているか？

A．炎症反応が強く、根尖部血管が高度に拡張・充血している。
B．根尖に肉芽組織が形成されつつあり、豊富な血管から出血する。あるいは肉芽組織が根尖から根管内に侵入している。
C．根管が分岐しており、この断面から出血する。

☆治療のアドバイス

●浸潤麻酔による止血。
●オキシフルによる洗浄。
●ヒポクロリット貼薬綿栓を根管に挿入し、しばらく放置する。
●根管の再拡大。
●根尖部をなるべく刺激しない。
●水酸化カルシウム製剤（カルシペックス、カルシフィール）を貼薬し、様子をみる。

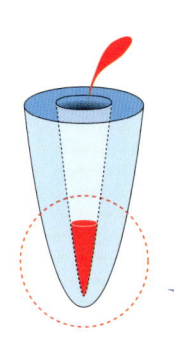

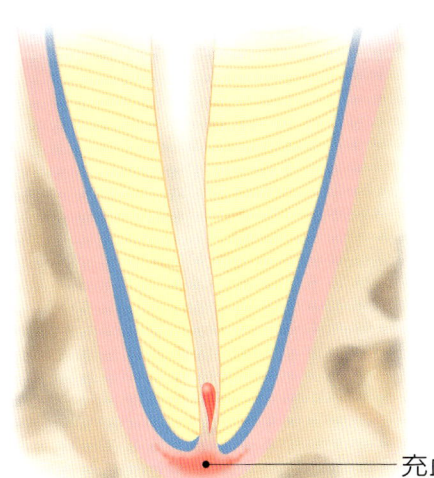

A. 充血した根尖部より出血

歯髄炎によって拡張・充血した根尖部から出血する。

充血した血管

B. 根尖部肉芽組織より出血

炎症反応として出現した肉芽組織の血管から出血する。

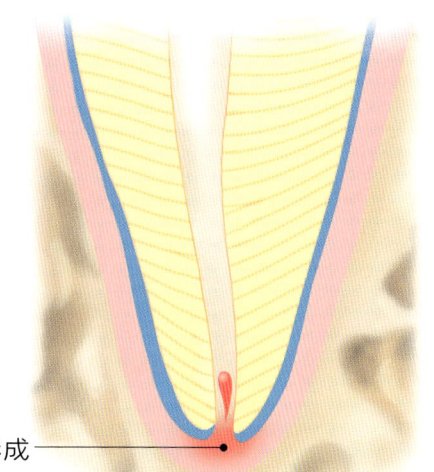

肉芽組織の形成

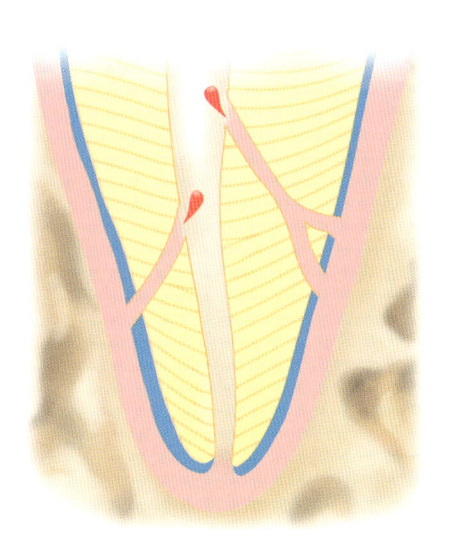

C. 根分岐部より出血

分岐部に残った歯髄の断端から出血する。

治らぬ歯内療法（エンド）（2）

☆こんな症状で困ったときは？

⇒『出血が止まらない‼』―その②―

☆そのとき、何が起こっているか？

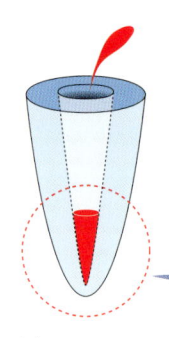

D．根尖部で歯髄が切断されていない（残存歯髄を根尖部に圧縮している）。

E．パーフォレーション（骨への穿孔）

F．樋状（扁平）根管を丸く形成しているため、扁平部の歯髄が残存。

G．その他
- ・根尖孔の破壊
- ・根尖孔が大きく、治療のたびに根尖を刺激
- ・貼薬時に綿栓が根尖孔から突出　など

☆治療のアドバイス

●残存歯髄の完全な除去を行う。

●アピカルシートの再形成。

●根管形態に応じた根管形成を行う（Hファイルを用い、根管壁全周の残存歯髄を完全に除去）。

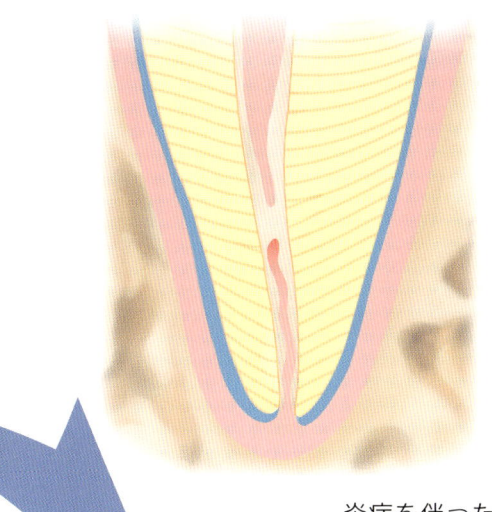

D．歯髄切断

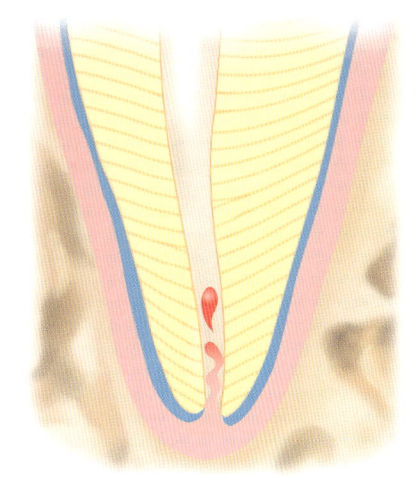

→ 根尖側へ圧迫

炎症を伴った残留歯髄組織の断裂部から出血する。

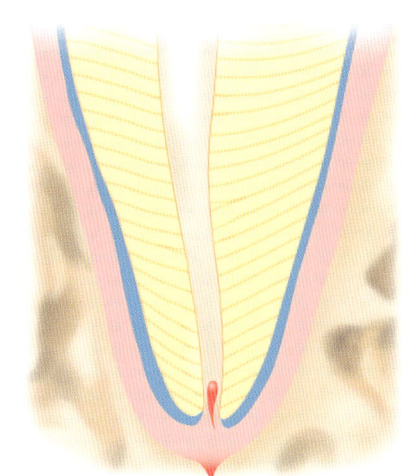

E．骨への穿孔

→ アピカルシート再形成

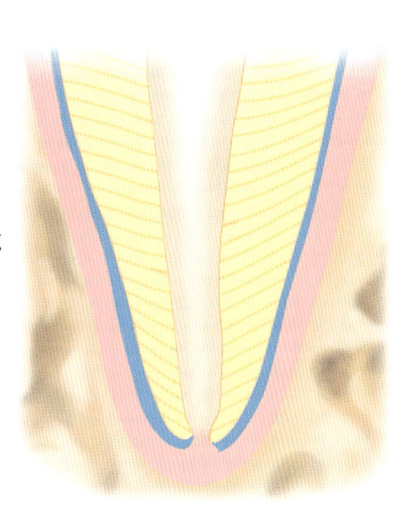

穿孔で受傷した根尖部歯周組織から出血する。

F．樋状根

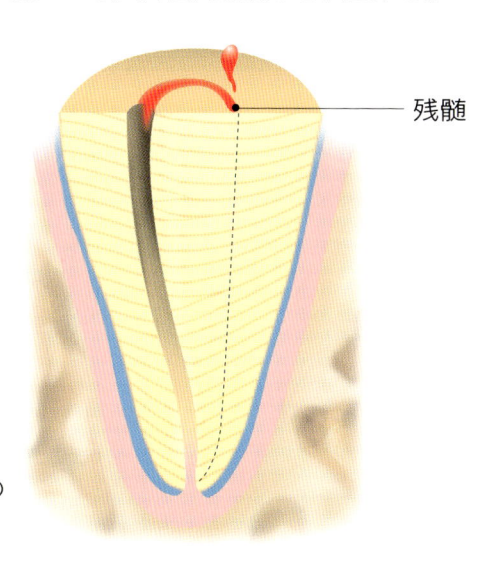

残髄

樋状部に残存する歯髄の断端から出血する。

治らぬ歯内療法（3）

☆こんな症状で困ったときは？

⇒『排膿が止まらない!!』

a．綿栓除去時、湧き上がるように排膿する。

b．長期間にわたって、根管治療時に綿栓に膿汁が付着する。

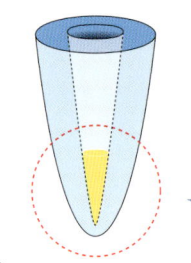

☆そのとき、何が起こっているか？

A．滲出性変化が持続している。

B．根尖部から象牙細管に侵入した細菌による感染の持続。

C．綿栓や切削片などが根尖から突出している（⇒抗原になる）。

D．根尖外にバイオフィルムが形成されている。

☆治療のアドバイス

- 抗生物質の投与。あるいは薬剤変更も。
- 細菌・膿汁の浸潤した感染象牙質を、根管拡大により十分除去し、カルシペックスなどを貼薬する。
- 根管内バキュームで、根管内および根尖病巣内の膿汁を吸引除去し、清掃消毒する。
- 開放期間は最少限にとどめ、可及的に仮封する。
- 逆に、排膿が完全に止まるまで、開放処置を続ける。
- 抜歯などの外科処置を行う。

排膿（根管治療中の例）

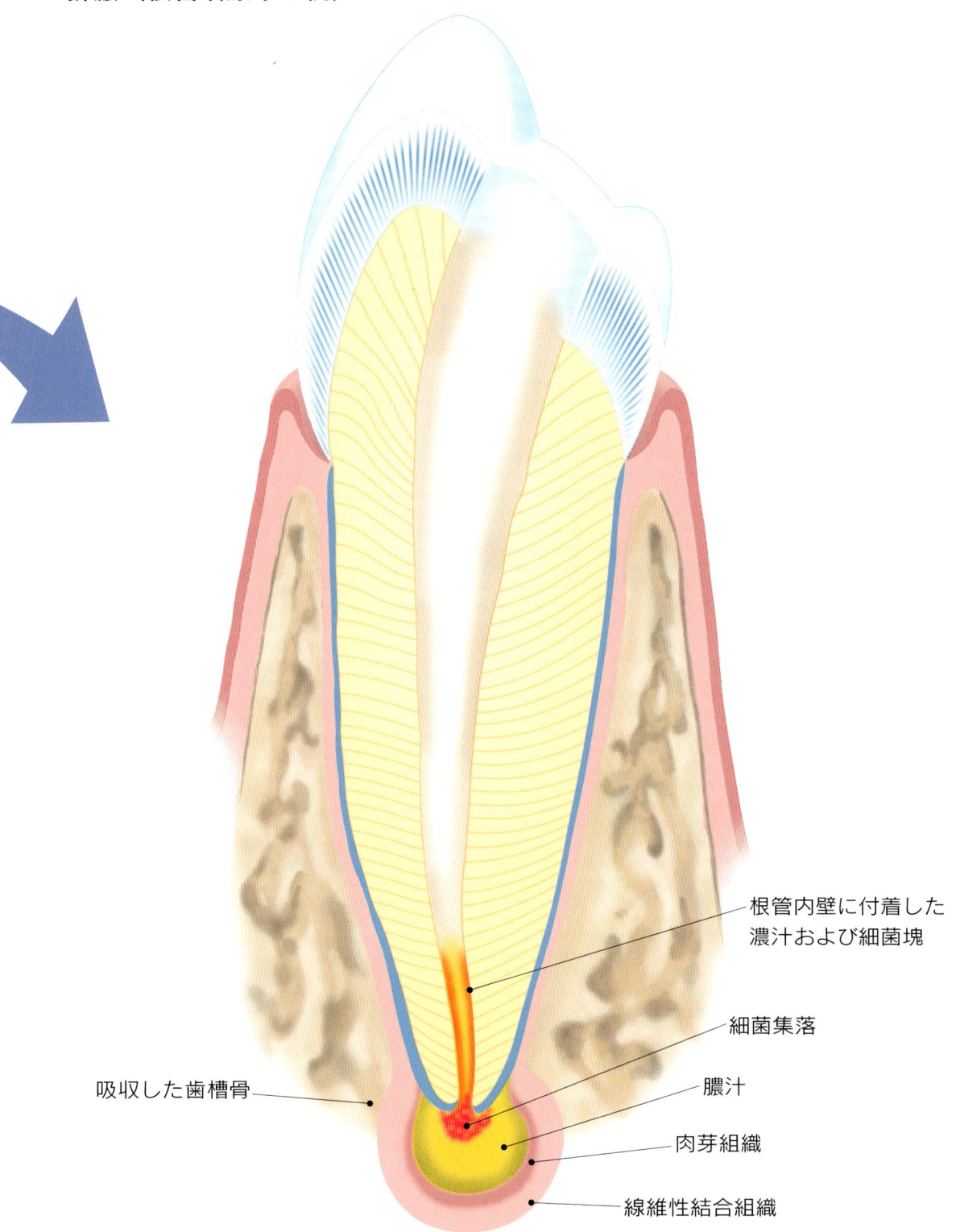

根管内壁に付着した
濃汁および細菌塊

細菌集落

膿汁

肉芽組織

線維性結合組織

吸収した歯槽骨

根尖部に貯留した膿は、肉芽組織に被包されている。根管からの排膿を伴い、内壁は膿汁に汚染されている。

治らぬ歯内療法（4）

☆こんな症状で困ったときは？

　⇒『打診痛が消えない!!』

　出血、排膿、滲出液は消失したが、打診痛のみ残存。

☆そのとき、何が起こっているか？

＜垂直性打診痛＞

A．治療時の刺激、貼薬剤に対する過剰反応（アレルギーを含めて）

B．穿孔に伴う根尖の炎症

C．根尖部の破折、セメント質の剥離

D．過剰な仮封材による負担過重

＜水平性打診痛＞

A．根尖部の破折、セメント質の剥離

B．その他：①心因性疼痛、神経原性疼痛の可能性、②咬合異常（食いしばり、歯ぎしり）、③ステップ形成に伴う残髄

☆治療のアドバイス

●水酸化カルシウム系薬剤を入れ、様子をみる（仮根充）。⇒治療自体が刺激となる場合があるので間隔をあける。

●咬合させない状態が続くとかえって症状が長引くことがあるので、適度に咬合させる。

●穿孔部の閉鎖。

●ペインクリニック、心療内科等で診査してもらう（ただし慎重に!!）。

●歯根尖切除術。

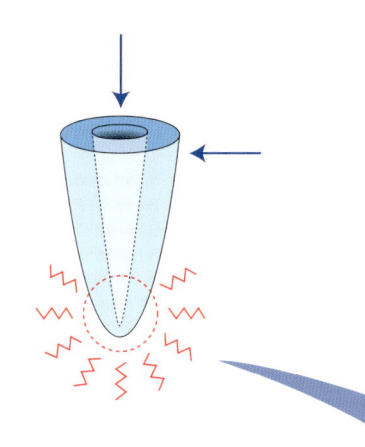

ステップ形成

ステップ形成 ─

線維性結合組織 ─

肉芽組織 ─

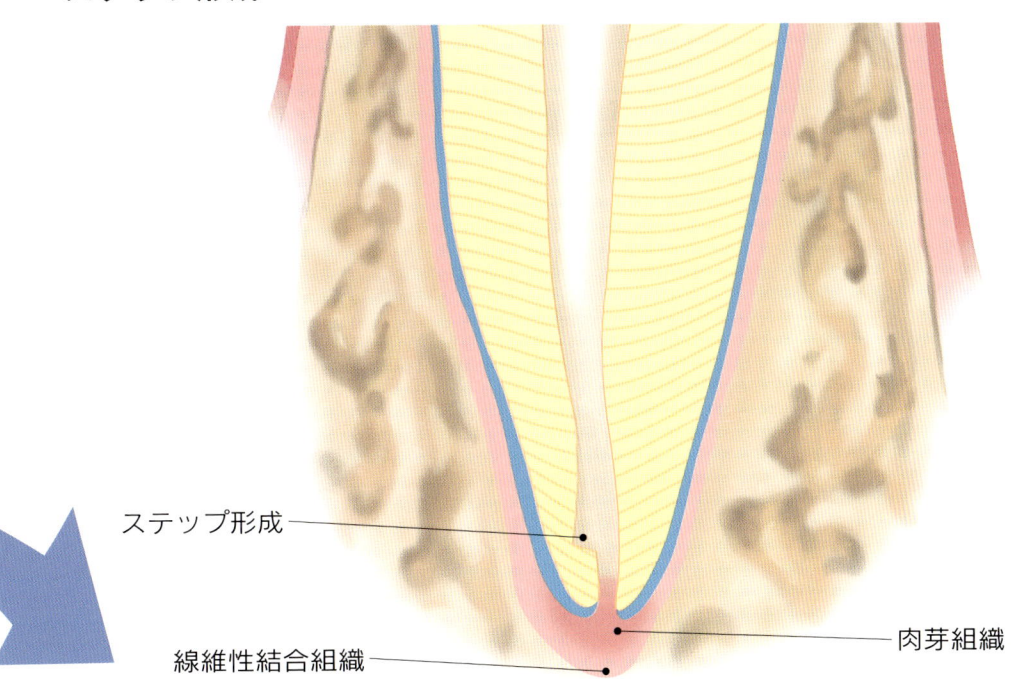

ステップ形成により本来の根管(ステップより根尖側)の清掃消毒が不十分となり、細菌、壊死物質などが残存する。これが原因となり炎症反応が生ずる。

穿　孔

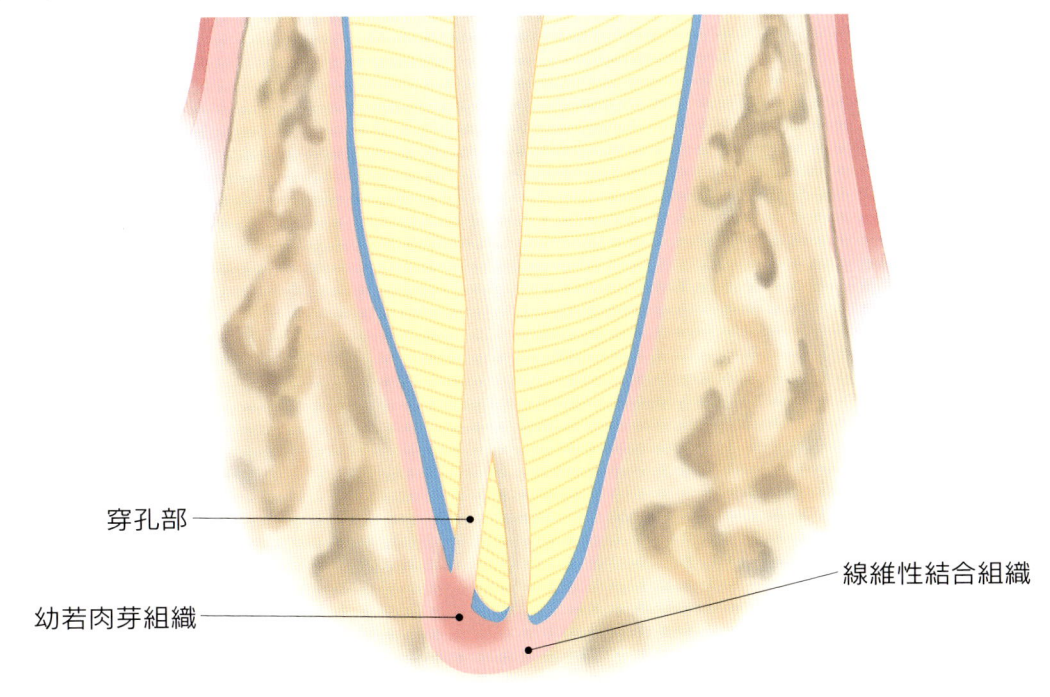

穿孔部 ─

幼若肉芽組織 ─

線維性結合組織 ─

穿孔部は、組織修復のため肉芽組織が出現、増生する。

治らぬ歯内療法（5）

☆こんな症状で困ったときは？

⇒『根管治療中、症状発現を繰り返す』

a．ときどき急性症状が発現する。

b．違和感が消えない。

☆そのとき、何が起こっているか？

A．歯根の亀裂・破折

B．根尖分岐部の残髄

C．免疫力に関する全身疾患の影響

D．貼薬剤のアレルギー、過剰反応

☆治療のアドバイス

●マイクロスコープ等による破折の確認（⇒抜歯？）

●水酸化カルシウム系剤の貼薬

●全身疾患の改善（⇒内科主治医などに依頼）

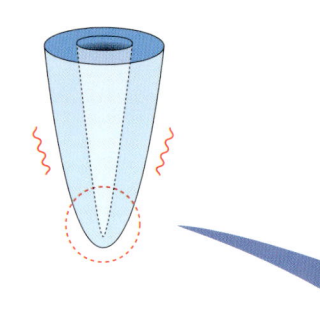

亀裂→破折

亀裂部分に反応性の肉芽組織が形成される。亀裂から破折に至れば、破折片の動揺に伴い、炎症症状はより強く出現するようになる。

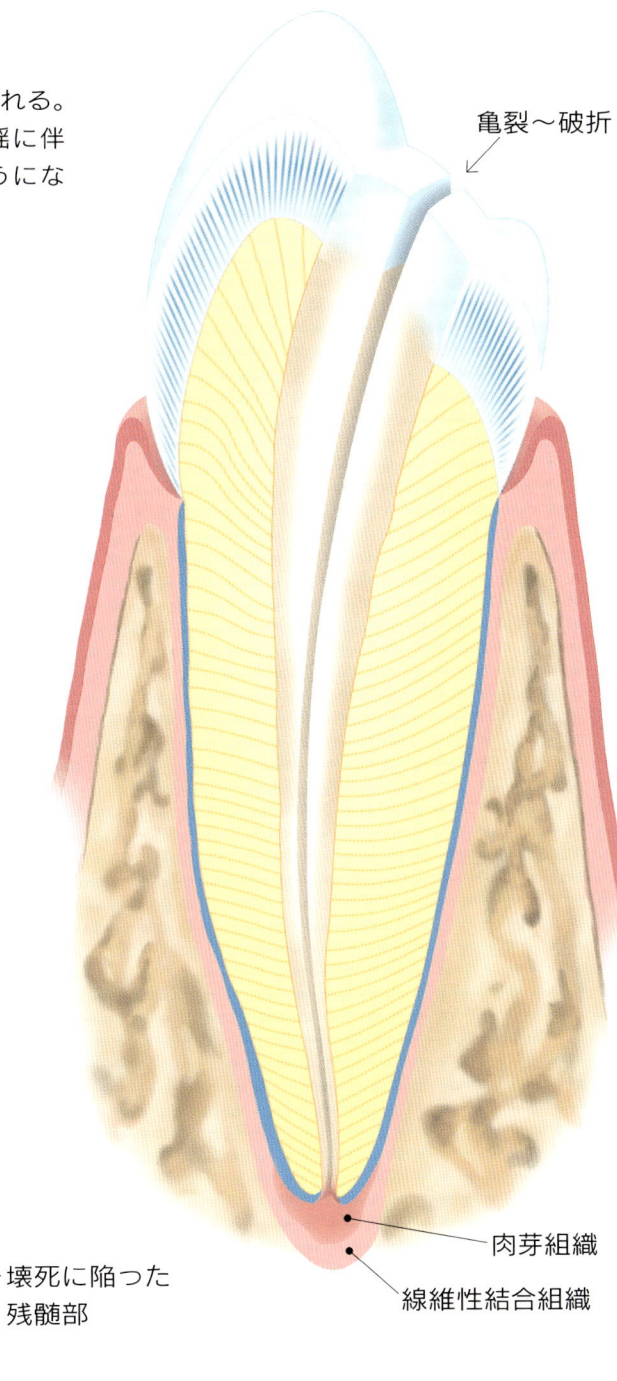

亀裂〜破折

肉芽組織
線維性結合組織

分岐部残髄

壊死に陥った残髄部

肉芽組織

治らぬ歯内療法（6）エンド

☆こんな症状で困ったときは？

⇒『通常、自覚症状なし（違和感程度）』

エックス線写真像で、根尖部透過像が消えない（ときどき急性症状を発現する）。

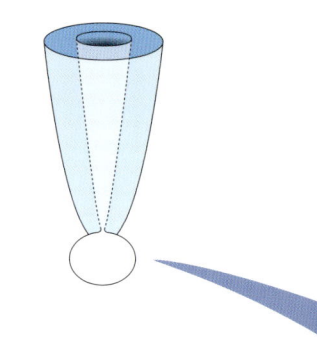

☆そのとき、何が起こっているか？

⇒歯根肉芽腫、歯根嚢胞の疑い
　（さまざまな刺激に対して、防御反応が生じているため）
その他、側枝や未着手根管の存在。

☆治療のアドバイス

●抗生物質の投与（急性症状発現時）
●再根管治療
●歯根尖切除術
●抜歯⇒嚢胞摘出（根尖掻爬）⇒再植
●抜歯

歯根肉芽腫（根管治療中の例）

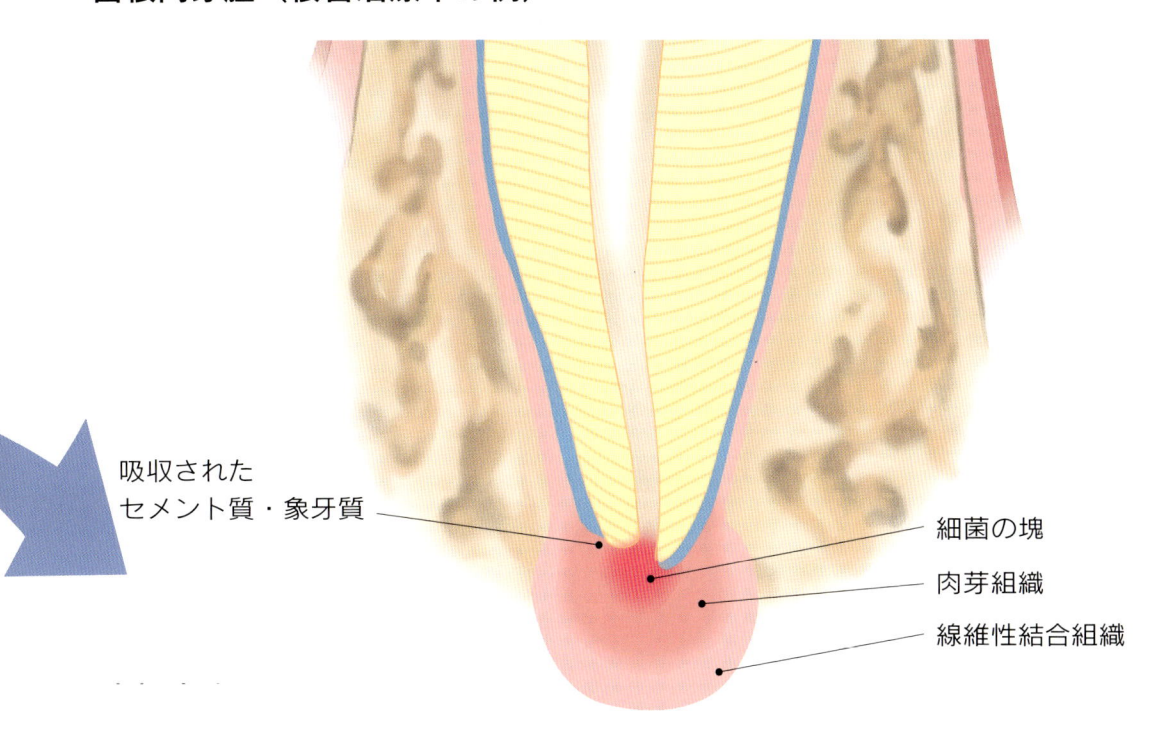

吸収された
セメント質・象牙質

細菌の塊
肉芽組織
線維性結合組織

歯根嚢胞（根管治療中の例）

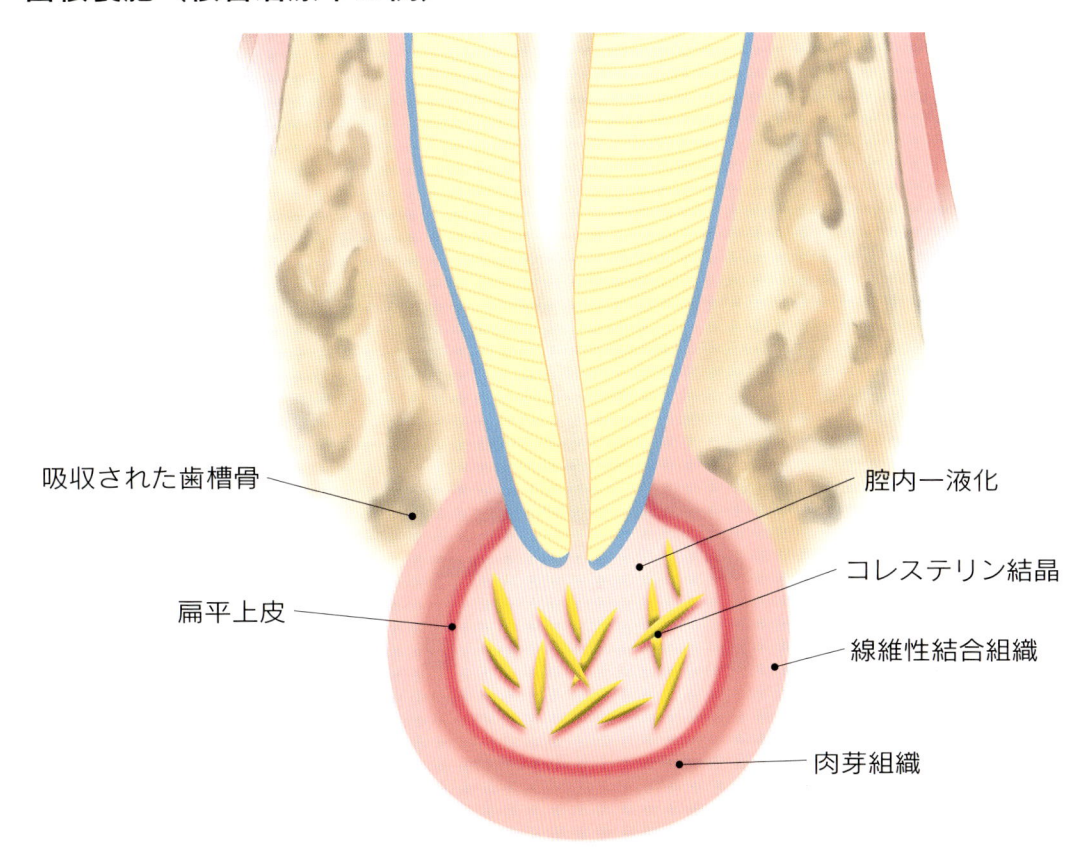

吸収された歯槽骨
扁平上皮

腔内ー液化
コレステリン結晶
線維性結合組織
肉芽組織

93

治らぬ歯内療法（7）─番外編─

『歯髄炎』ア・ラ・カルト

～代表的なものを以下に列記。
　充血⇒漿液性⇒化膿性⇒潰瘍性か増殖性へと移行する例が多い～

●歯髄充血：う窩直下の血管の拡張・増生
　　　　　⇒冷温水に対する過敏反応

●急性漿液性歯髄炎：血管の拡張・増生、漿液の滲出と周囲の炎症性細胞（リンパ球主体）浸潤
　　　　　⇒自発痛、冷温水への過敏反応

●急性化膿性歯髄炎：高度の充血、膿瘍形成と著明な好中球浸潤
　　　　　⇒内圧上昇による激しい自発痛、打診痛

●慢性潰瘍性歯髄炎：露出した歯髄面の潰瘍形成、好中球浸潤
　　　　　⇒食片圧入時の疼痛

●慢性増殖性歯髄炎：露髄した部分からのポリープ形成
　　　　　⇒自発痛なし、刺激時疼痛のみ

　上記とは別に
●上行性歯髄炎：高度の辺縁性歯周炎から継発、根尖から歯冠方向へ炎症の進展⇒う蝕などの異常なし、自発痛

歯髄充血

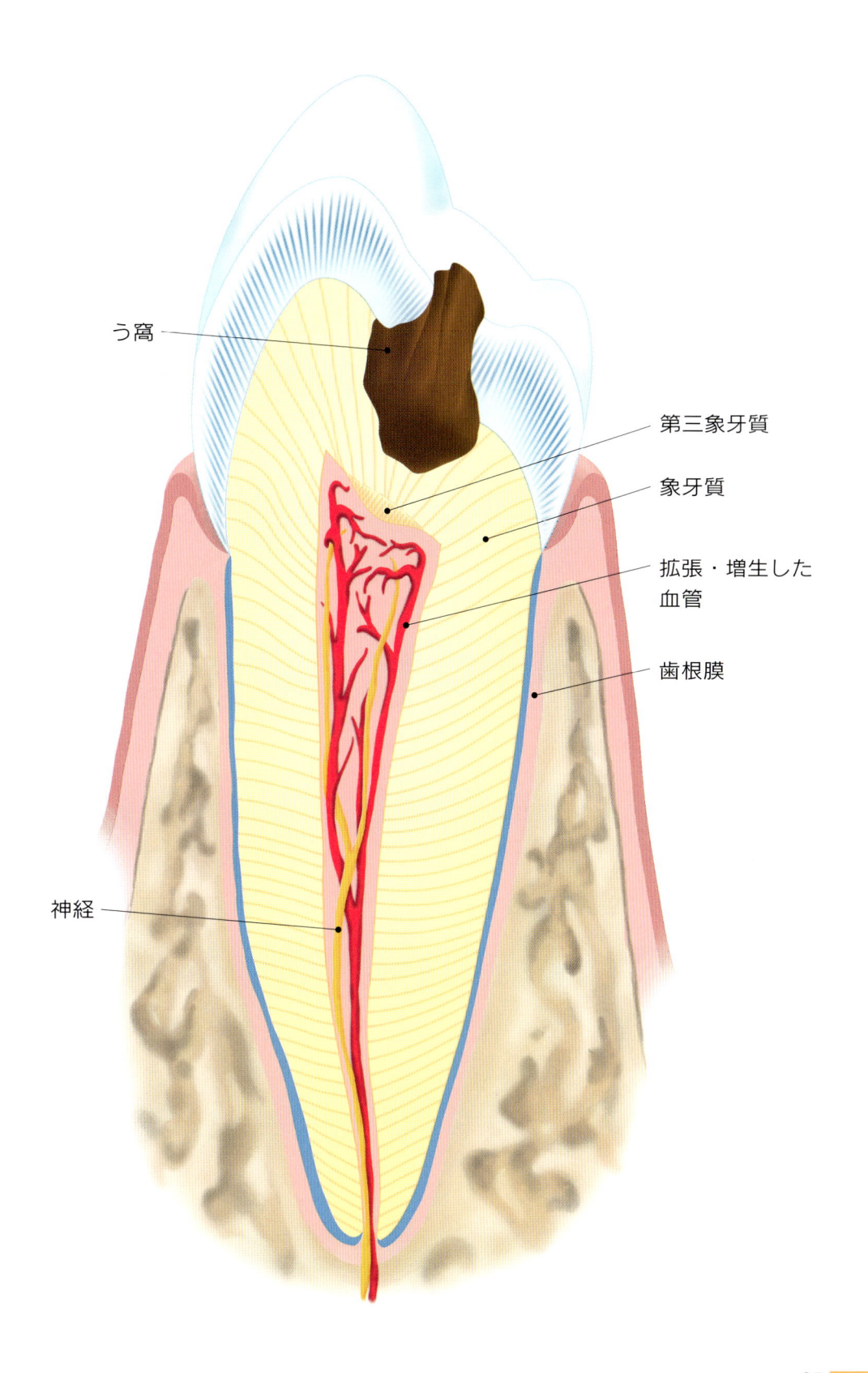

- う窩
- 第三象牙質
- 象牙質
- 拡張・増生した血管
- 歯根膜
- 神経

急性漿液性歯髄炎

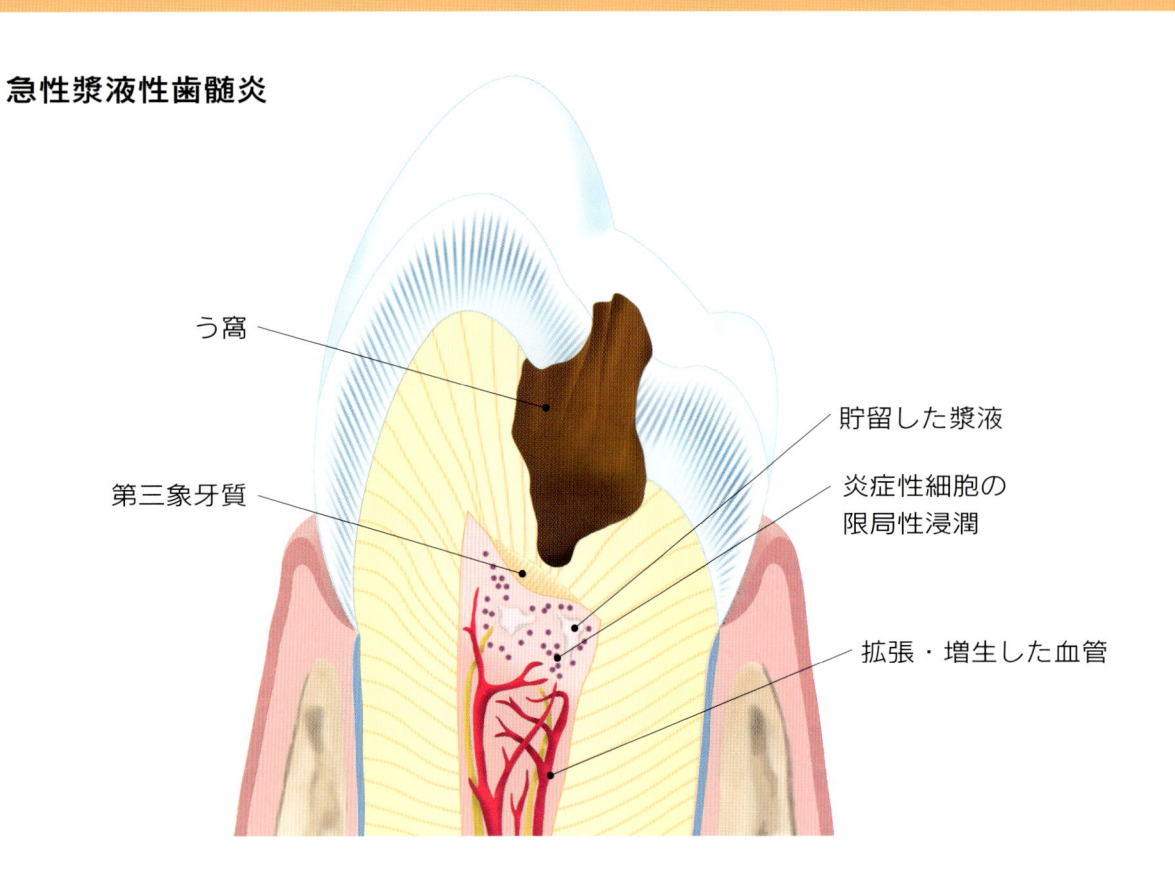

- う窩
- 第三象牙質
- 貯留した漿液
- 炎症性細胞の限局性浸潤
- 拡張・増生した血管

急性化膿性歯髄炎

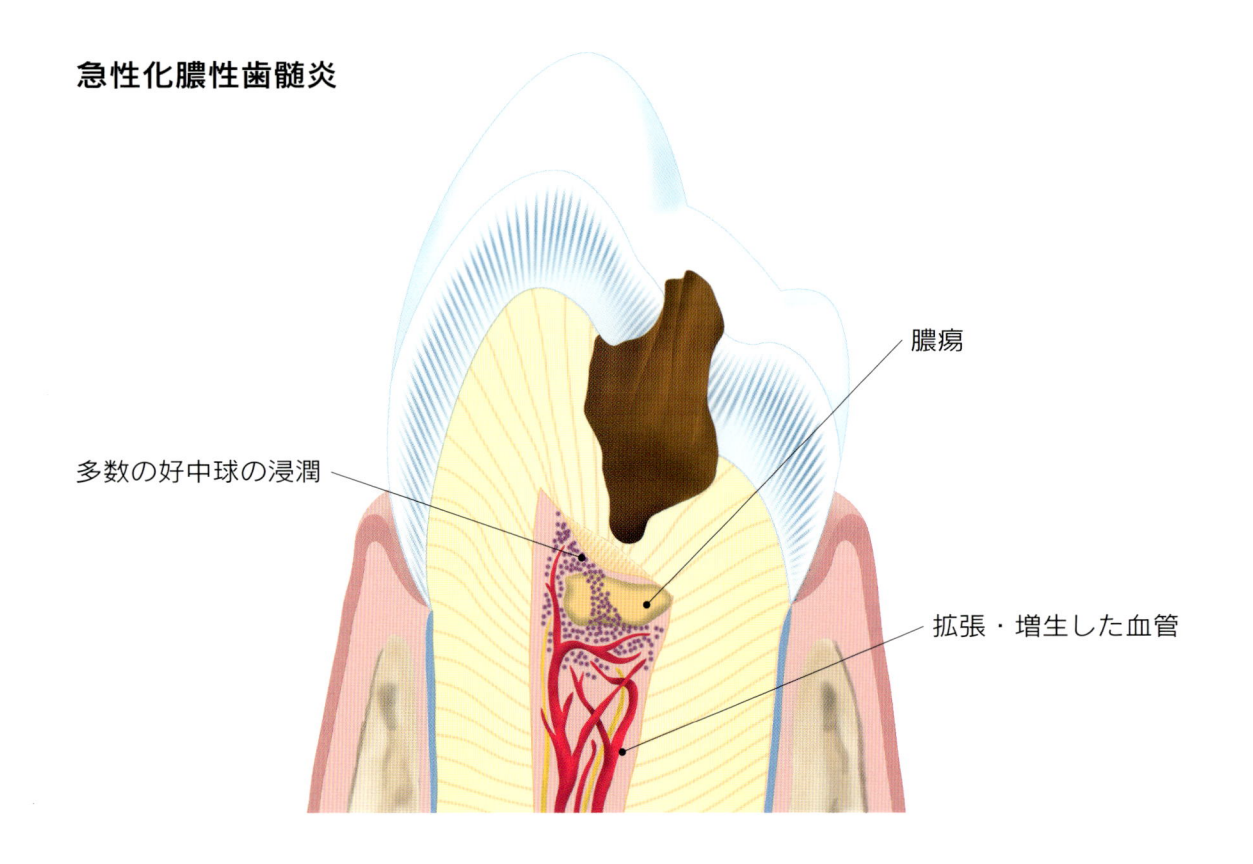

- 多数の好中球の浸潤
- 膿瘍
- 拡張・増生した血管

慢性潰瘍性歯髄炎

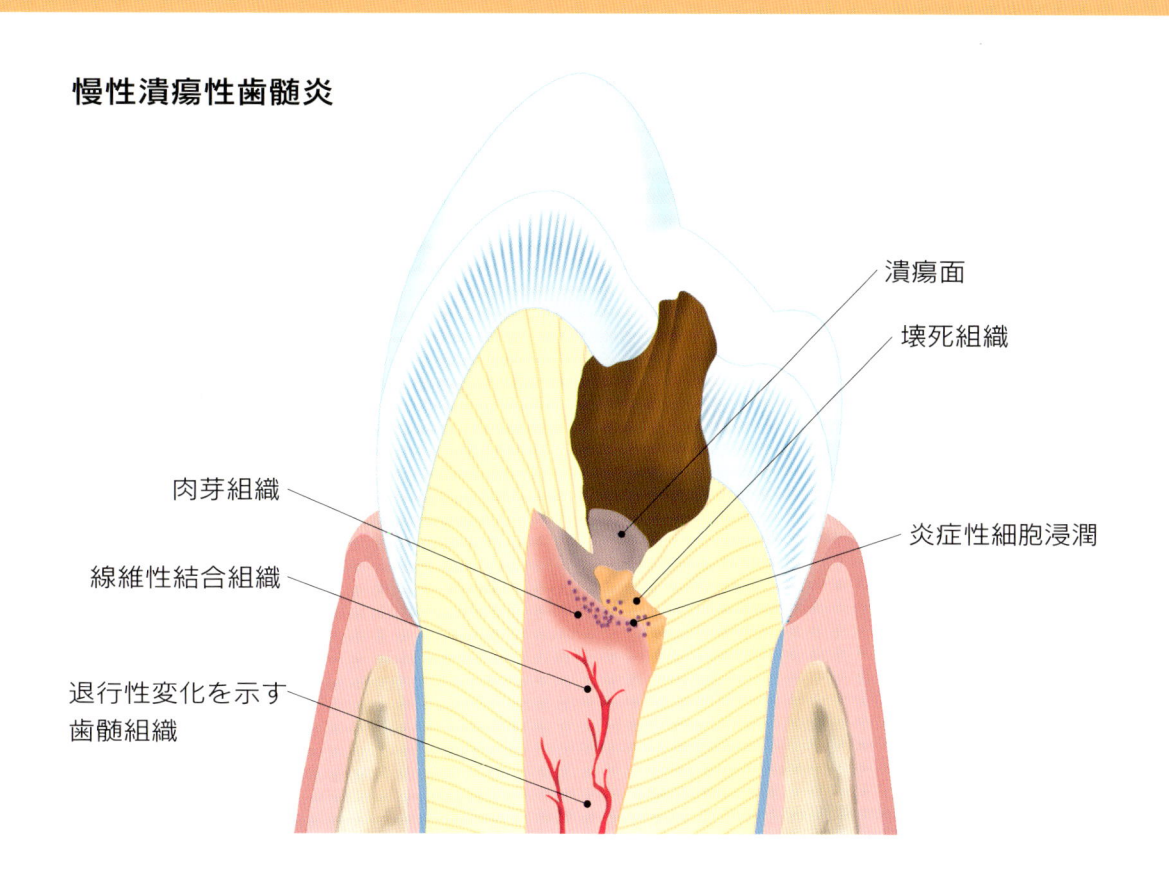

- 潰瘍面
- 壊死組織
- 肉芽組織
- 炎症性細胞浸潤
- 線維性結合組織
- 退行性変化を示す歯髄組織

慢性増殖性歯髄炎

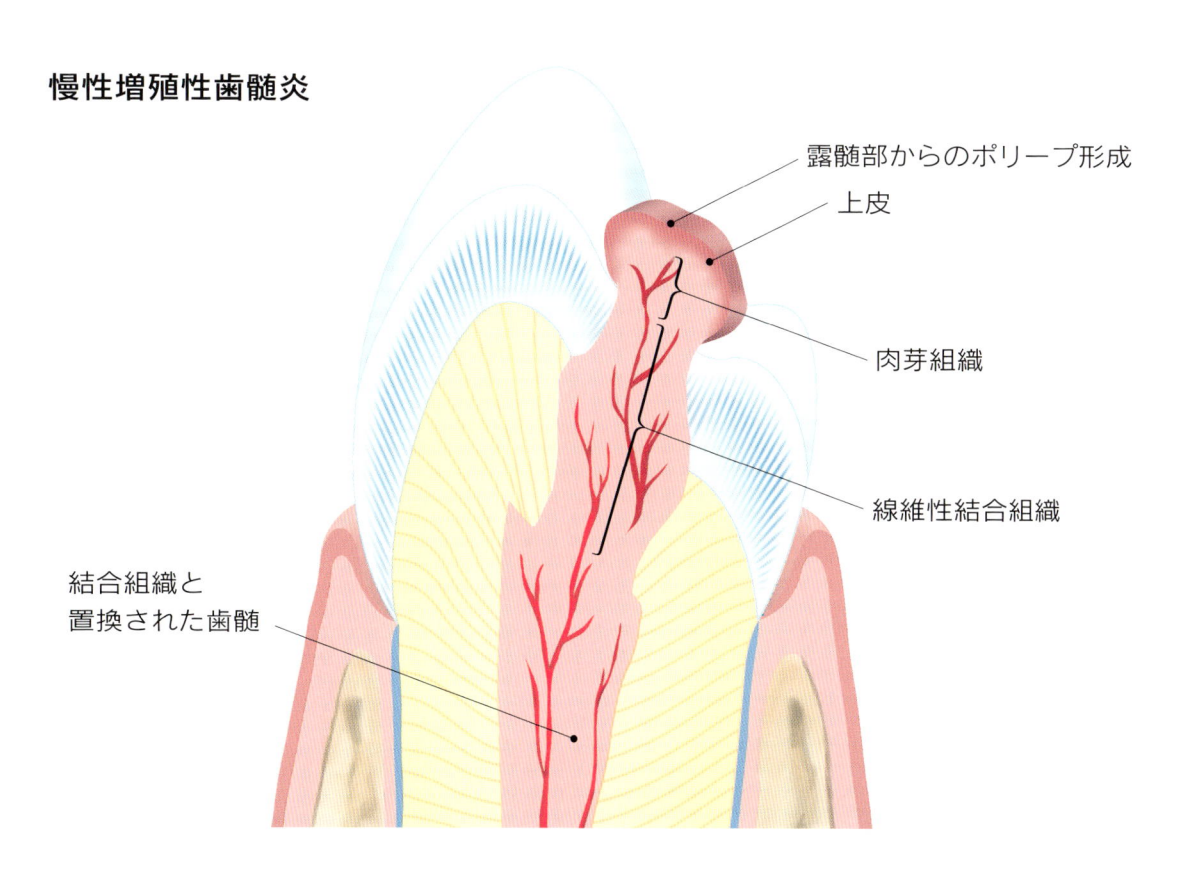

- 露髄部からのポリープ形成
- 上皮
- 肉芽組織
- 線維性結合組織
- 結合組織と置換された歯髄

上行性歯髄炎①

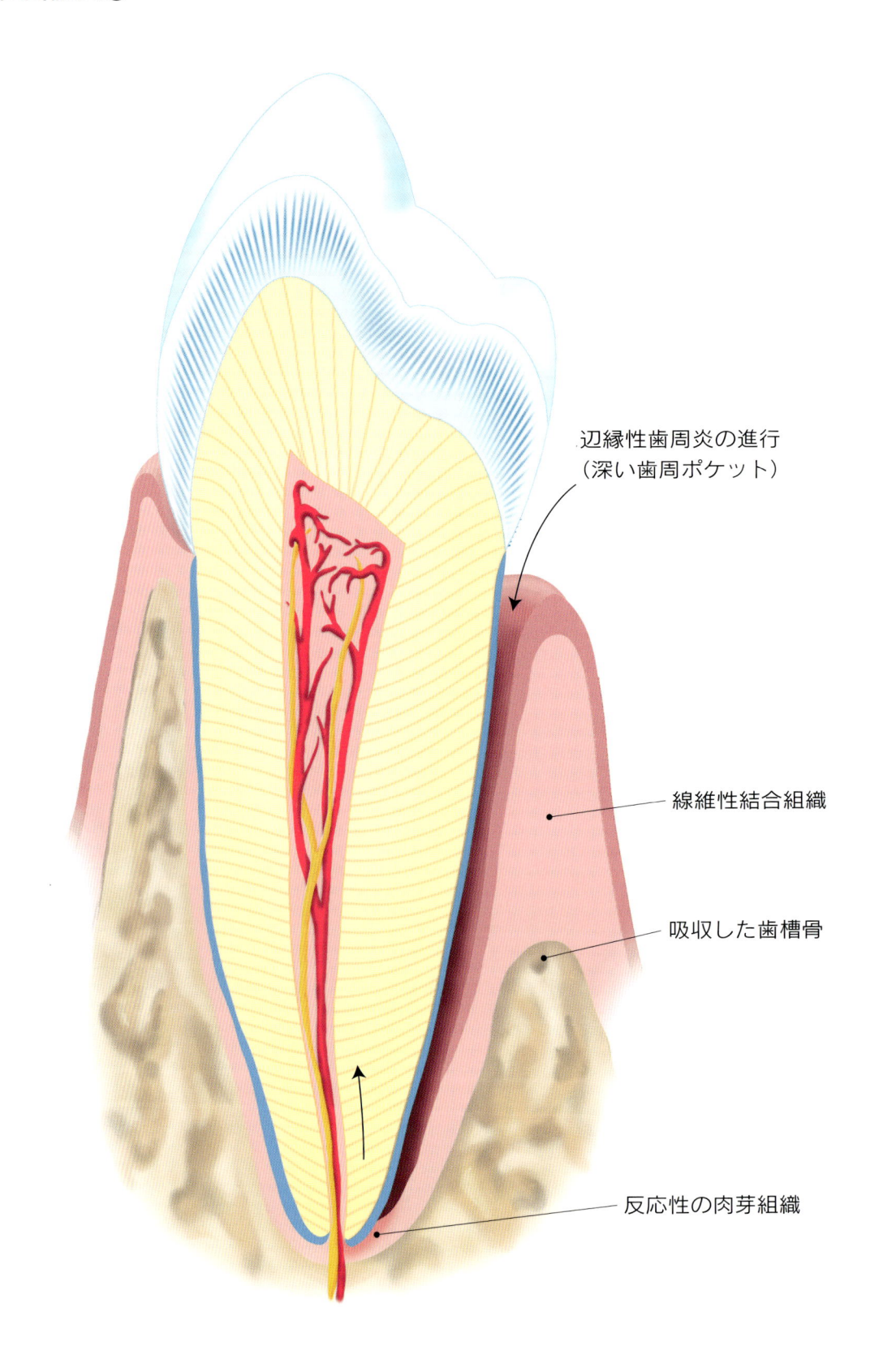

- 辺縁性歯周炎の進行（深い歯周ポケット）
- 線維性結合組織
- 吸収した歯槽骨
- 反応性の肉芽組織

上行性歯髄炎②：膿瘍形成の場合

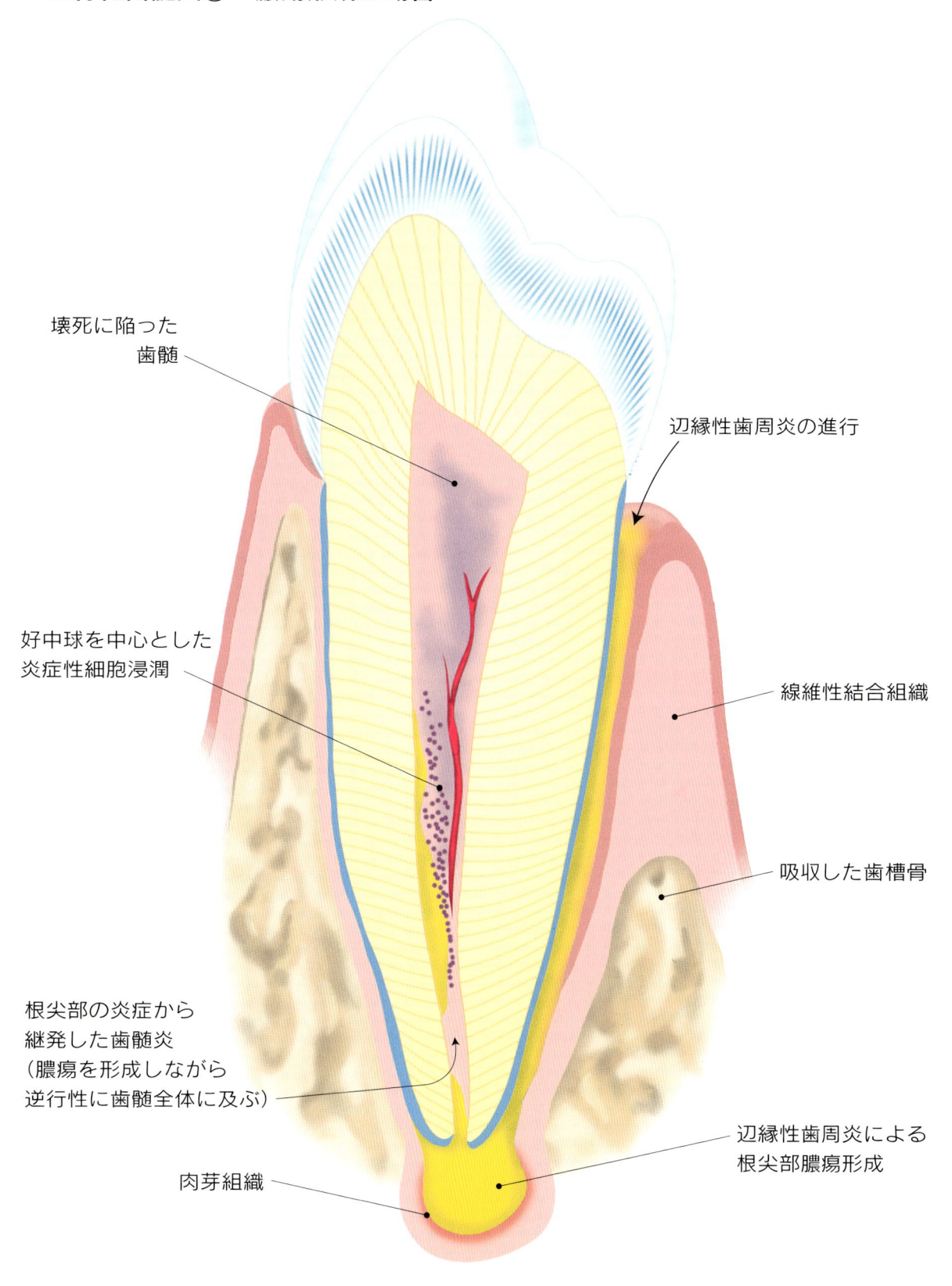

- 壊死に陥った歯髄
- 辺縁性歯周炎の進行
- 好中球を中心とした炎症性細胞浸潤
- 線維性結合組織
- 吸収した歯槽骨
- 根尖部の炎症から継発した歯髄炎（膿瘍を形成しながら逆行性に歯髄全体に及ぶ）
- 辺縁性歯周炎による根尖部膿瘍形成
- 肉芽組織

99

くすぶる膿瘍、消えない瘻孔（1）

☆こんな症状で困ったときは？

⇒『根尖部歯肉の腫脹、排膿が消えない!!』

☆そのとき、何が起こっているか？

根尖部の膿瘍形成

⇓

根尖病巣の内圧の亢進

⇓

周囲骨の破壊吸収と瘻管（排膿路）の形成

⇓

歯肉上皮下での膿の貯留

⇓

上皮自壊による排膿

☆治療のアドバイス

- 抗生物質の投与
- 徹底した根管治療（再拡大）
- 根管通過法（瘻孔のある場合）
- 瘻管の掻爬（瘻内に生じた上皮を掻爬する）
- 歯根尖切除術
- 抜歯

根尖膿瘍（根管治療中の例）

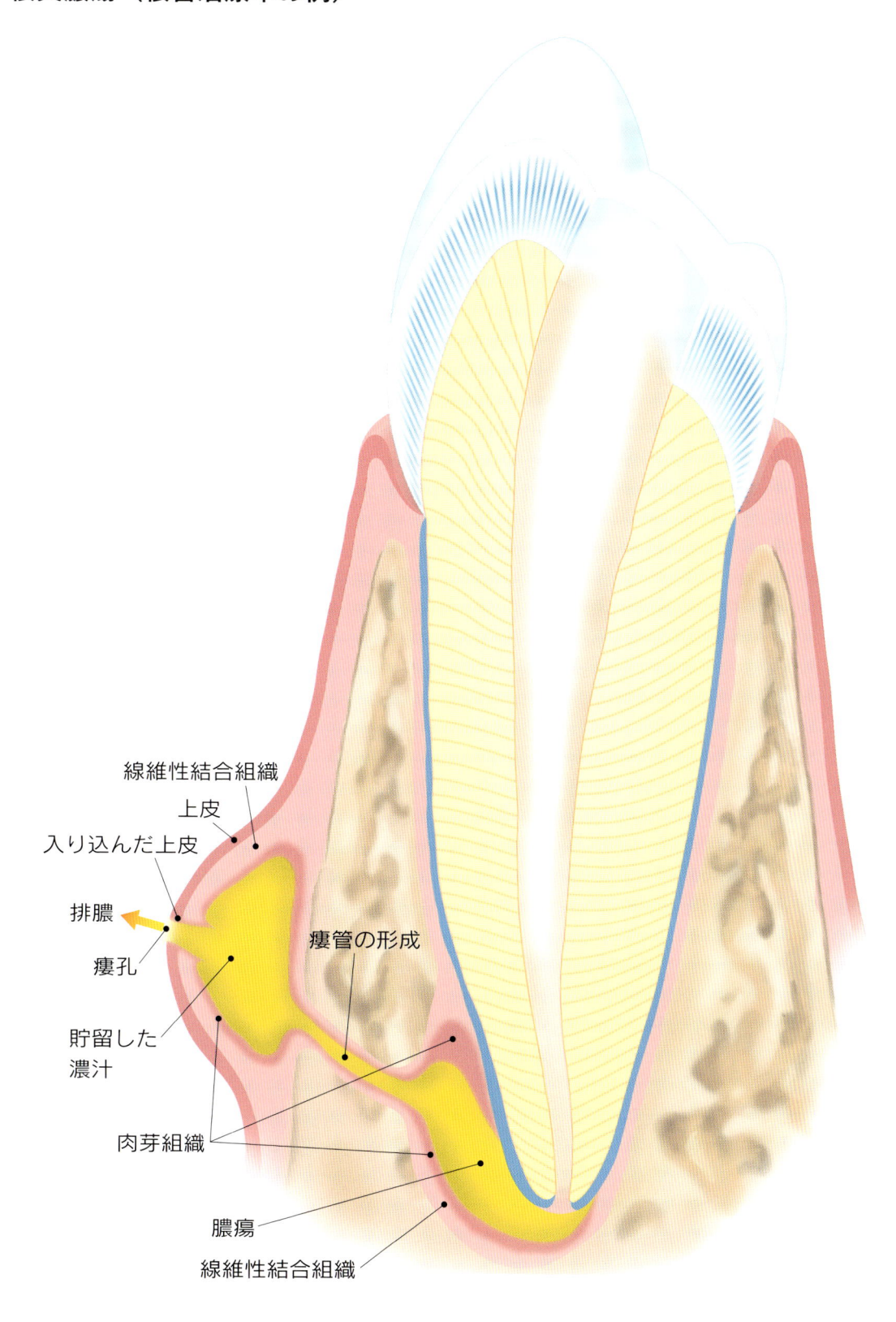

- 線維性結合組織
- 上皮
- 入り込んだ上皮
- 排膿
- 瘻孔
- 貯留した濃汁
- 瘻管の形成
- 肉芽組織
- 膿瘍
- 線維性結合組織

くすぶる膿瘍、消えない瘻孔（2）

☆こんな症状で困ったときは？

⇒『歯頸部歯肉の腫脹、排膿が消えない!!』

☆そのとき、何が起こっているか？

A．穿孔
B．歯根破折
C．根分岐部病変
D．辺縁性歯周炎の急性発作

｝歯頸部歯肉粘膜下での化膿性炎症の存在

☆治療のアドバイス

●歯肉弁を起こして原因を確認
●抗生物質の直接注入⇒抗生物質の投与

歯周膿瘍①：穿孔あるいは破折、亀裂（根管治療中の例）

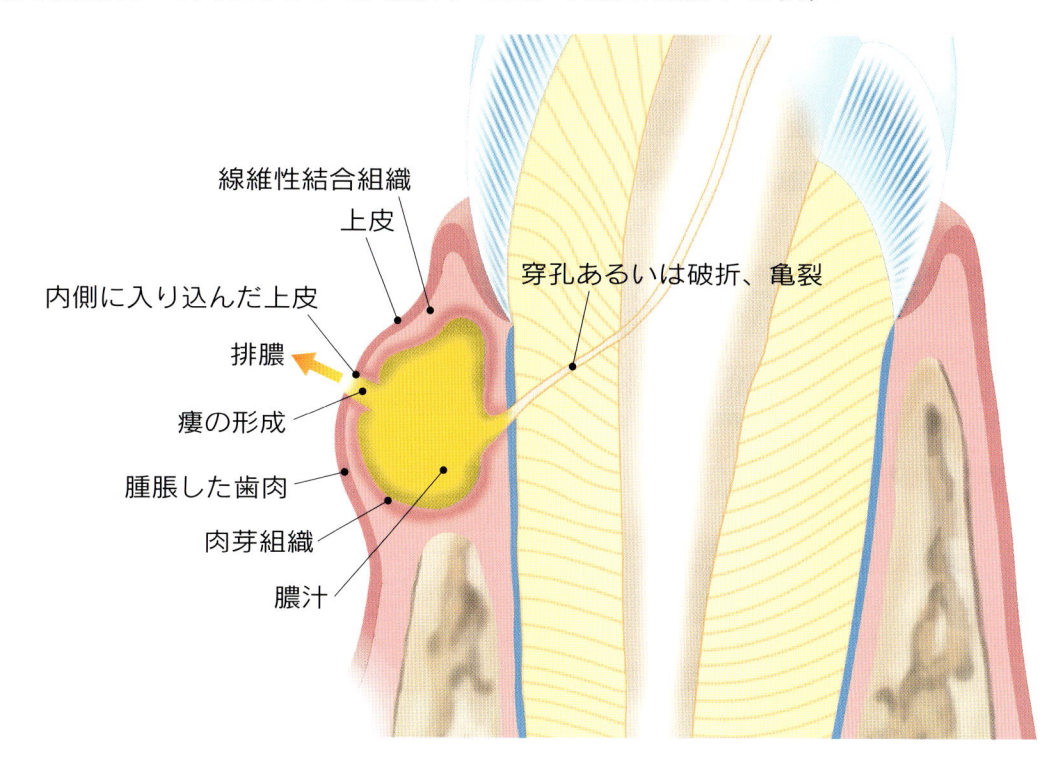

- 線維性結合組織
- 上皮
- 内側に入り込んだ上皮
- 排膿
- 瘻の形成
- 腫脹した歯肉
- 肉芽組織
- 膿汁
- 穿孔あるいは破折、亀裂

歯周膿瘍②：歯周炎の場合（根管治療中の例）

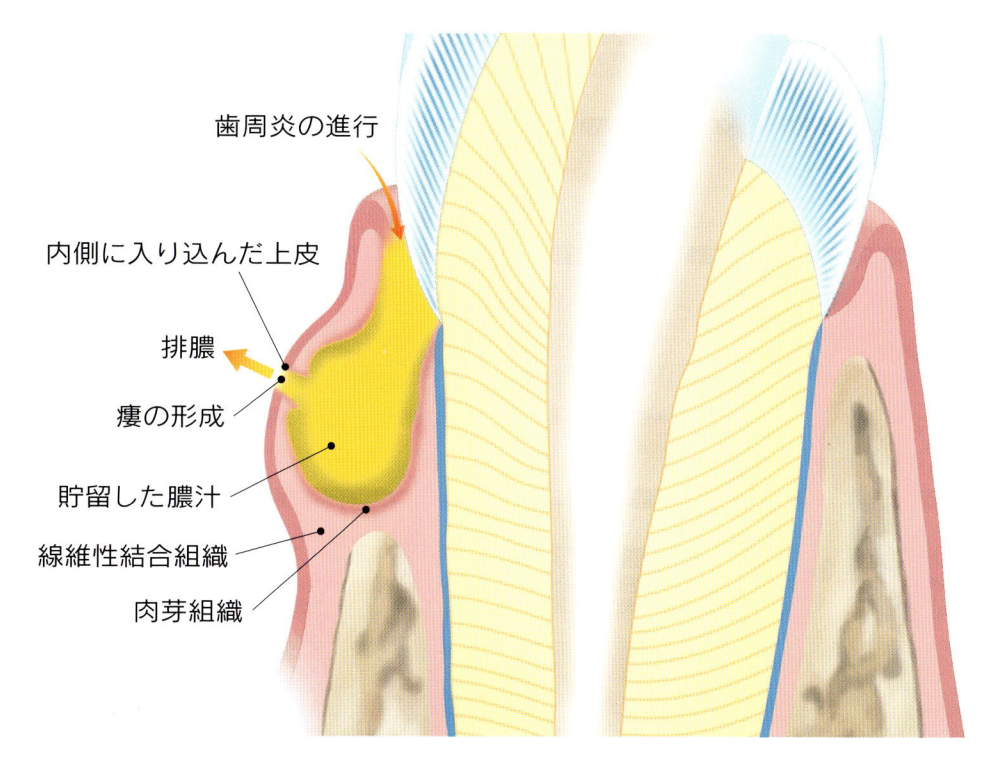

- 歯周炎の進行
- 内側に入り込んだ上皮
- 排膿
- 瘻の形成
- 貯留した膿汁
- 線維性結合組織
- 肉芽組織

さっぱり術後（1）―脱臼歯再植の予後不良①―

☆こんな症状で困ったときは？

⇒『エックス線写真に根の吸収像出現』

☆そのとき、何が起こっているか？

A．セメント質、象牙質の吸収

B．周囲歯槽骨の増殖

　再植された歯牙を異物と判断し、破歯細胞による根吸収と、骨芽細胞の増殖による置換が生じている。

☆治療のアドバイス

- 経過観察
- 症状出現に応じて抜歯⇒義歯などの補綴処置

打撲①（再植）：骨性癒着（根管充填済）

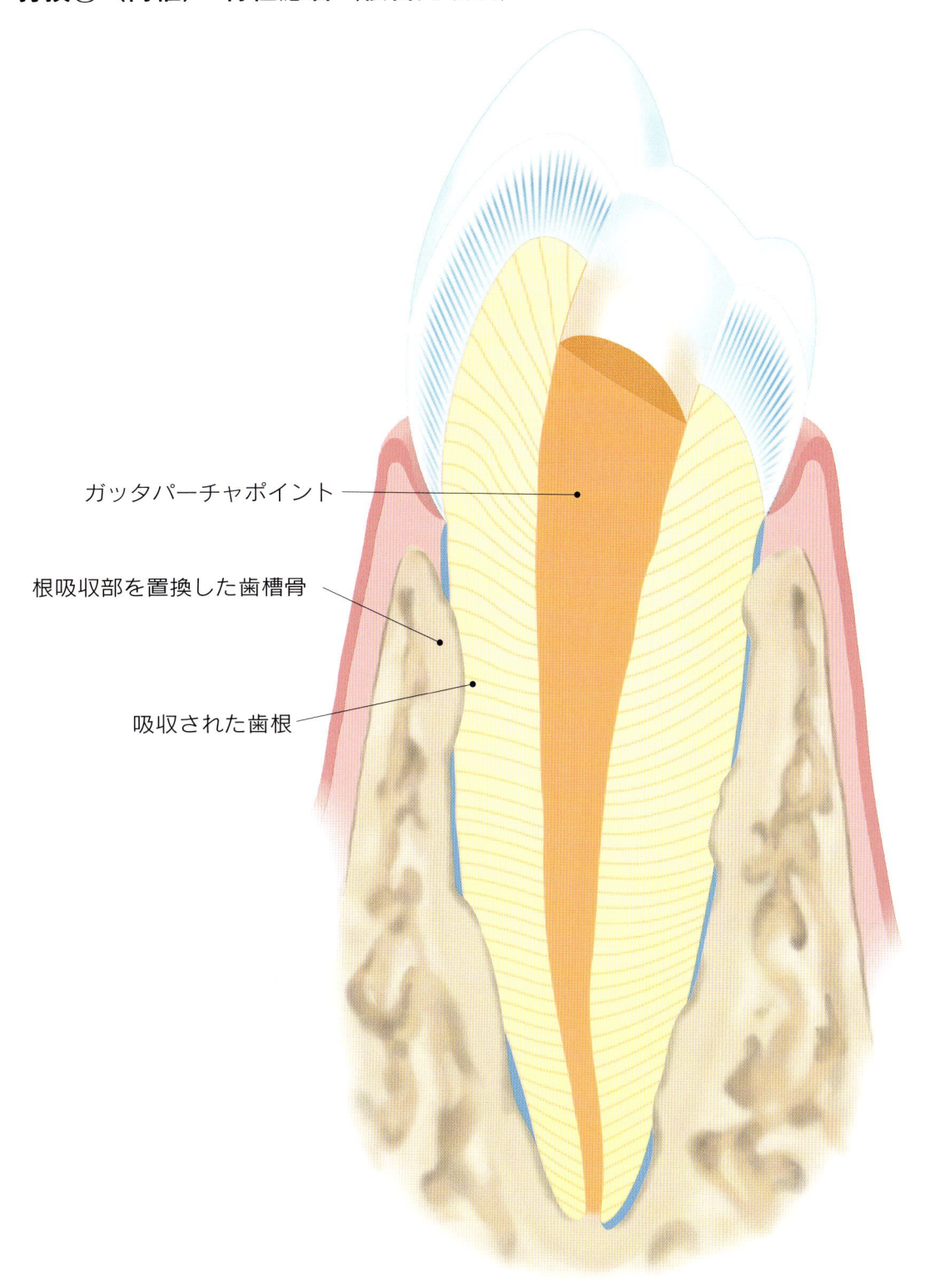

ガッタパーチャポイント

根吸収部を置換した歯槽骨

吸収された歯根

さっぱり術後（2）―脱臼歯再植の予後不良②―

☆こんな症状で困ったときは？

⇒『エックス線写真に根の吸収像出現（根と歯槽骨の間に一層の透過像）』

☆そのとき、何が起こっているか？

⇒歯根膜の壊死⇒線維性結合組織による置換

☆治療のアドバイス

- 歯髄壊死の可能性があれば根管治療
- 3DX-P による精査
- 歯肉弁を起こして骨を開削して抜歯⇒即時義歯などの補綴処置

打撲②→再植（線維性癒着）

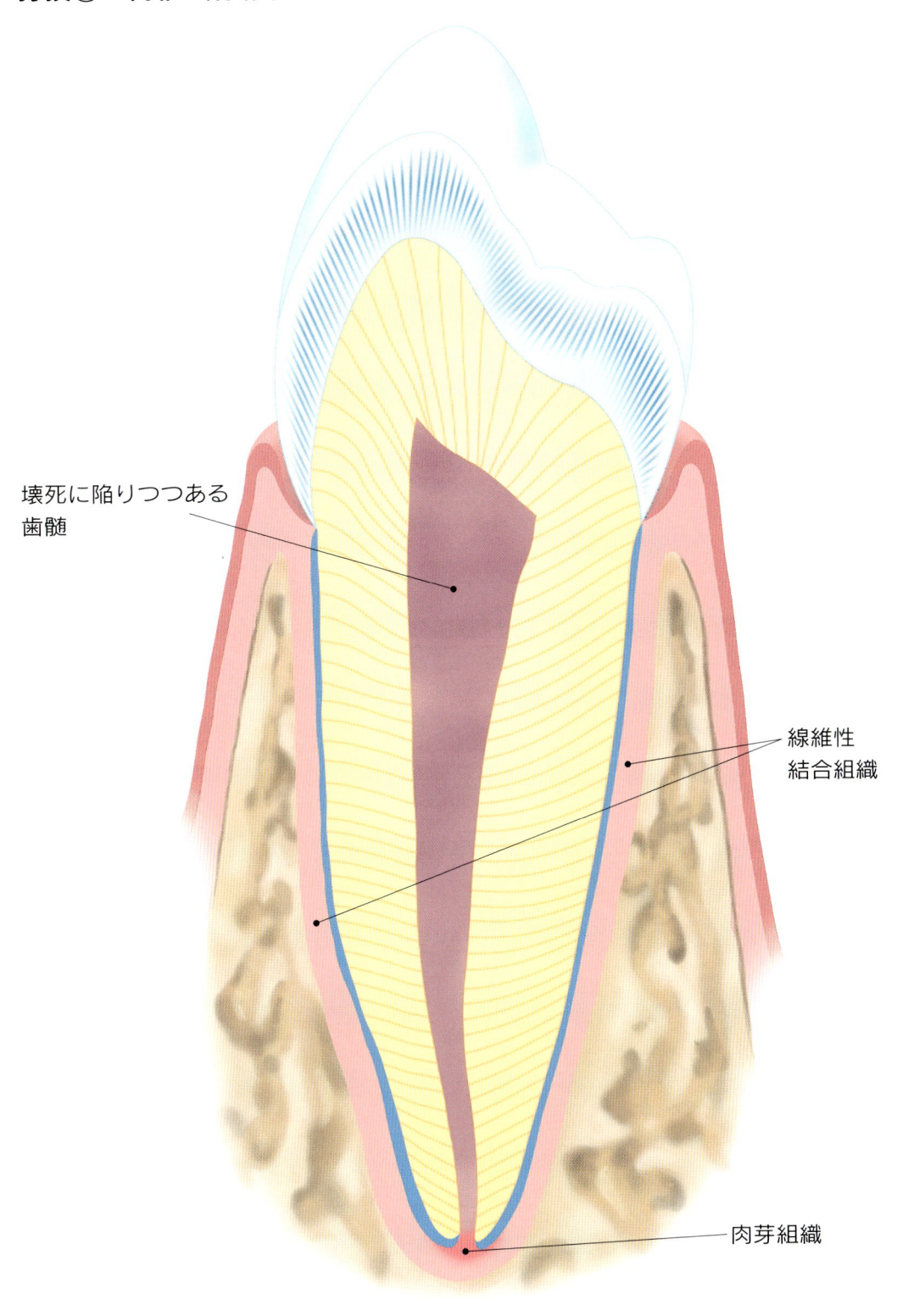

壊死に陥りつつある歯髄

線維性結合組織

肉芽組織

さっぱり術後（3）―脱臼歯再植の予後不良③―

☆こんな症状で困ったときは？

⇒『歯髄反応はあるが、根尖歯肉に腫脹、圧痛』

☆そのとき、何が起こっているか？

A．受傷時に歯槽骨の一部が破壊・吸収
B．治癒経過中に肉芽組織が増殖、線維性結合組織へ

☆治療のアドバイス

● 3DX-P による精査
● 抜歯⇒即時義歯などの補綴処置

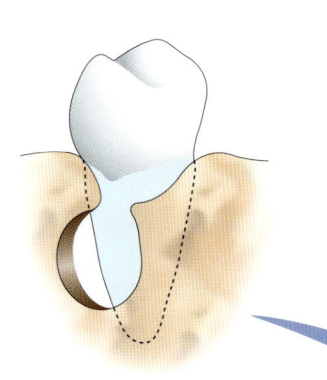

打撲③→再植

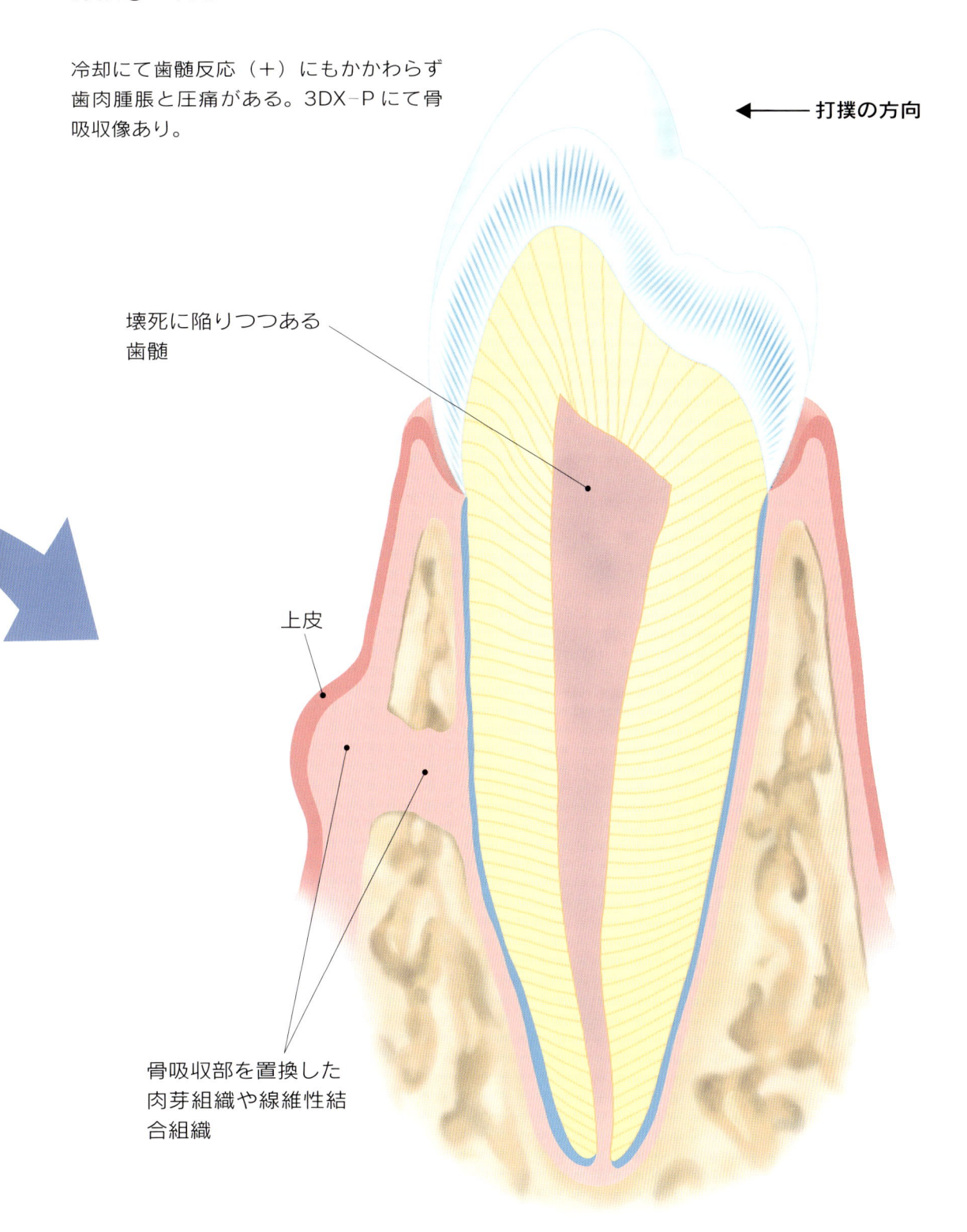

冷却にて歯髄反応（＋）にもかかわらず歯肉腫脹と圧痛がある。3DX-Pにて骨吸収像あり。

壊死に陥りつつある歯髄

← 打撲の方向

上皮

骨吸収部を置換した肉芽組織や線維性結合組織

※歯髄は壊死の可能性あり。

なぜか腫脹（1）

☆こんな症状で困ったときは？

⇒『疼痛も排膿もないが、歯頸部歯肉の腫脹が消えない!!』

☆そのとき、何が起こっているか？

⇒エプーリスの可能性

炎症性刺激などに対する歯周組織の増殖性反応（歯根膜由来が多い）。経過によって組織像が変わるものがある。

すなわち、肉芽腫性エプーリス⇒線維性エプーリス。

このほかに、血管腫性（末梢血管拡張性）エプーリス、線維腫性エプーリス、骨形成性エプーリス、巨細胞性エプーリス、先天性エプーリス、妊娠性エプーリスなどがある。

☆治療のアドバイス

- 基底部まで深く外科的に切除
- 再発傾向があれば歯根膜とともに原因歯の抜去
- 不良補綴物、歯牙鋭縁などの刺激物を除去

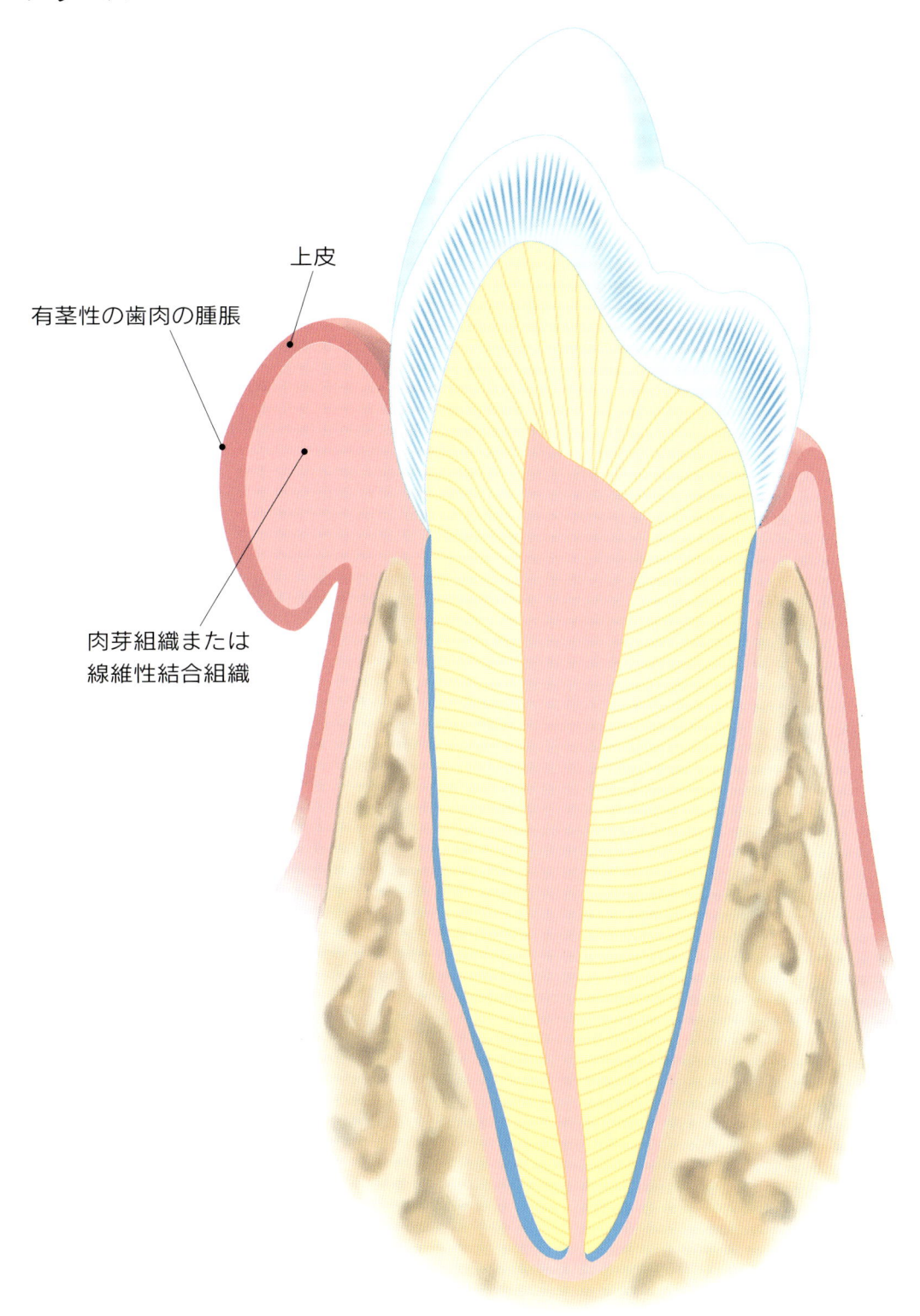

エプリース

- 上皮
- 有茎性の歯肉の腫脹
- 肉芽組織または線維性結合組織

なぜか腫脹（2）

☆こんな症状で困ったときは？

⇒『疼痛も出血もないが、歯肉の腫脹が消えない!!』

☆そのとき、何が起こっているか？

⇒増殖性歯肉炎（歯肉増殖症）の疑い（全身疾患に対する投薬の副作用の可能性あり）

Ex①　高血圧治療のためのカルシウム拮抗剤

Ex②　てんかんのためのダイランチン（ジフェニールヒダントイン）

　　　※これらの薬剤には線維芽細胞を活性化する可能性がある。

☆治療のアドバイス

● 内科主治医に確認（必要があれば使用薬剤の変更を依頼）
● 辺縁性歯周組織炎の治療（原因療法でなくとも、加療により症状の軽減をみることが少なくない）

歯肉増殖症

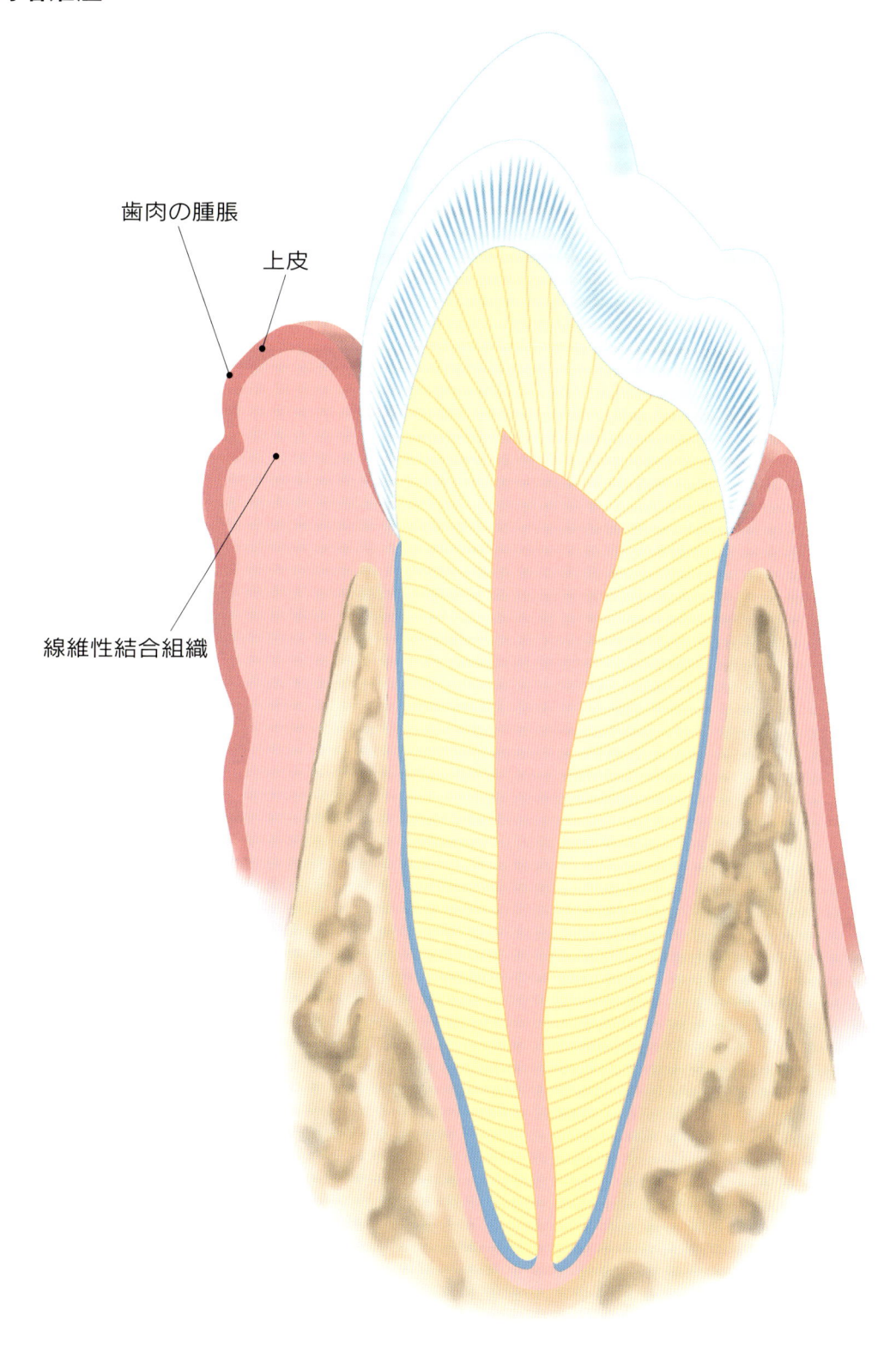

歯肉の腫脹

上皮

線維性結合組織

Ⅱ. 口腔粘膜の炎症

● しつこい口内炎
（1） えぐれて痛い!!／116
（2） 白くて厚い／118
（3） 白くて厚い（疼痛のある場合あり）／120
（4） 白くて赤くて痛い!!／122
（5） 水ぶくれができて、つぶれる／124
（6） 水ぶくれができて、広範囲にはがれる／126

<粘膜の模式図>

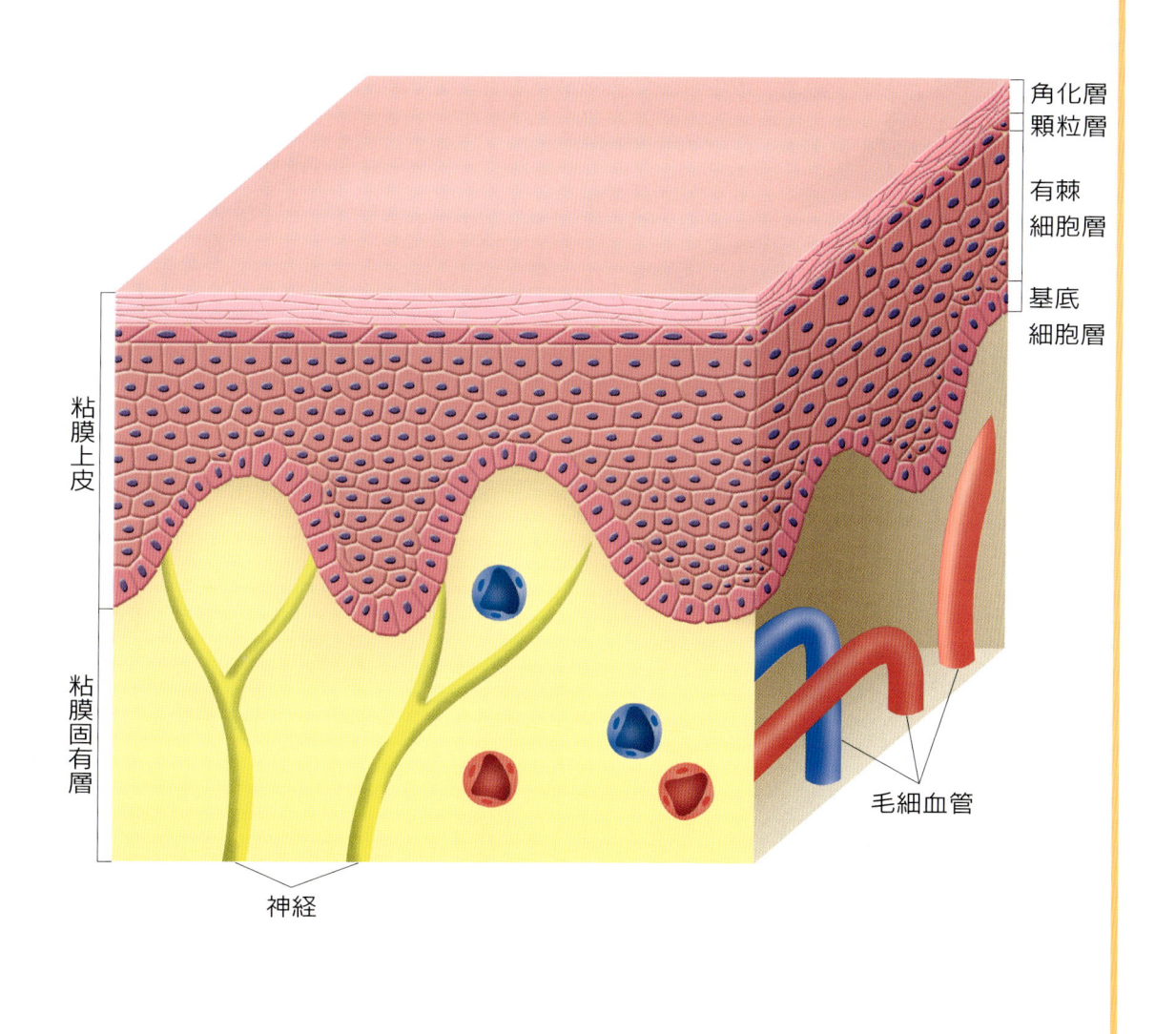

- 角化層
- 顆粒層
- 有棘細胞層
- 基底細胞層
- 粘膜上皮
- 粘膜固有層
- 毛細血管
- 神経

しつこい口内炎（1）

☆こんな症状で困ったときは？

　　⇒『えぐれて痛い!!』

☆そのとき、何が起こっているか？

A．びらん：上皮内に限局した実質欠損

B．潰　瘍：上皮層を越えて粘膜固有層（末梢神経が存在）に及ぶ実質欠損
　　　　　　（壊死して剥離、脱落した実質欠損部に上皮が再生すれば治癒。
　　　　　　通常7～14日）

☆治療のアドバイス

- 原因除去（歯牙鋭縁部削合、義歯調整など）
- ステロイド含有軟膏の塗布
- 多発性、再発性の場合、全身疾患（ベーチェット病、免疫力低下など）を疑い、内科受診を勧めることも必要
- ビタミン剤の投与

びらん

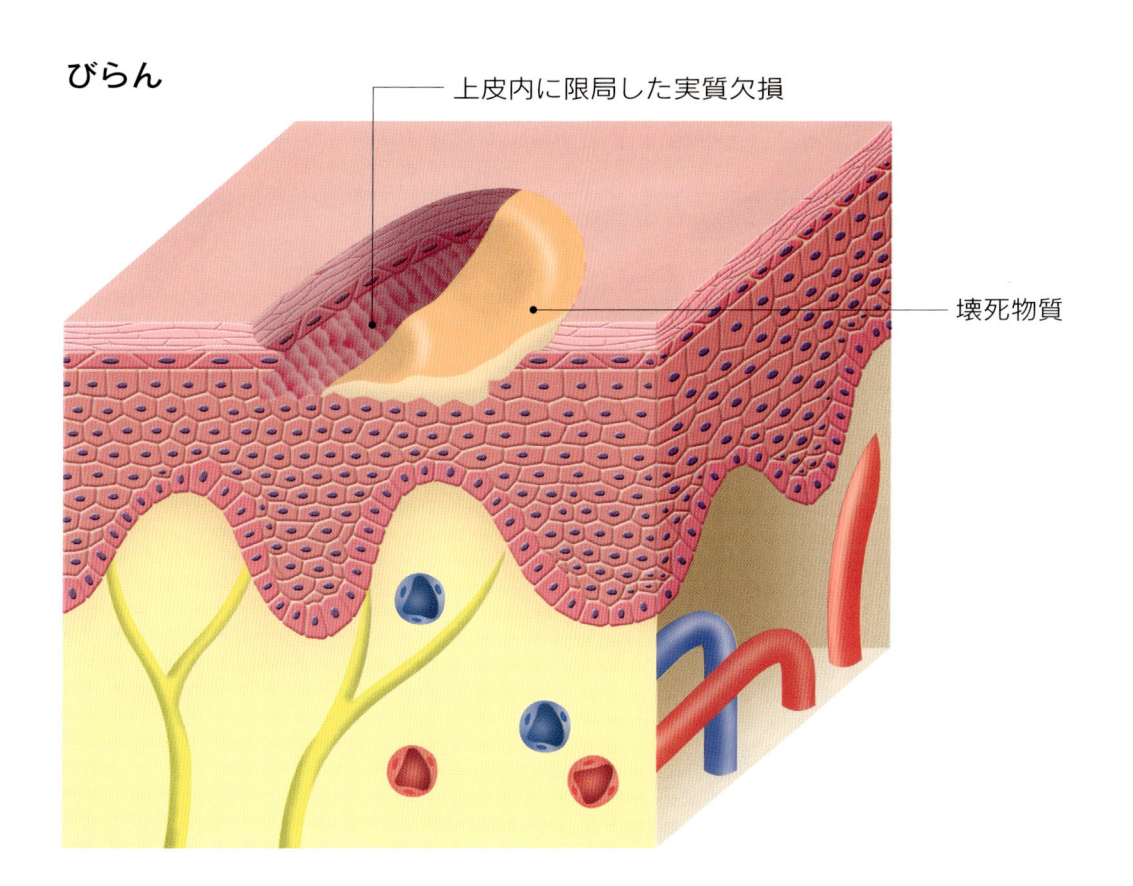

- 上皮内に限局した実質欠損
- 壊死物質

潰瘍

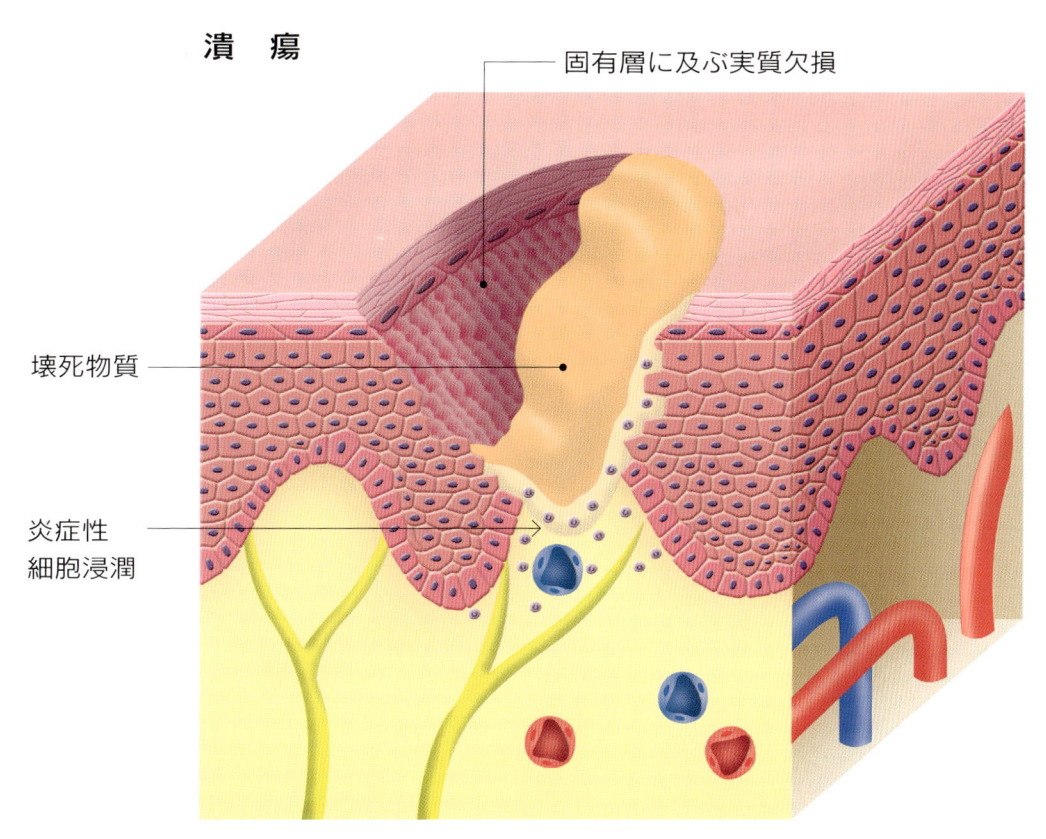

- 固有層に及ぶ実質欠損
- 壊死物質
- 炎症性細胞浸潤

117

しつこい口内炎（2）

☆こんな症状で困ったときは？

　　⇒『白くて厚い』

☆そのとき、何が起こっているか？

　　⇒白板症……角化層、有棘層を主体とする上皮の肥厚。
　　　　　　　従来より「前癌病変」とされている。

☆治療のアドバイス

- 経過観察（大きさ、形態の変化）
- タバコ、酒などの刺激物を控えるよう指示
- 充填物、補綴物、歯牙鋭縁など、刺激となるものを除去
- 切除（専門機関へ依頼するのが無難）

※レーザー焼灼後、再発した白板症の中に、扁平上皮癌発生の報告が複数ある。

参　考

＜紅板症＞……白板症とともに「前癌病変」とされる（白板症と混在する例もある）。

・赤くて痛い！
・角化層、顆粒層の高度の菲薄化、高度の異型性を伴う上皮細胞
・疑いがあれば、癌治療のできる専門機関へ依頼する。

白板症

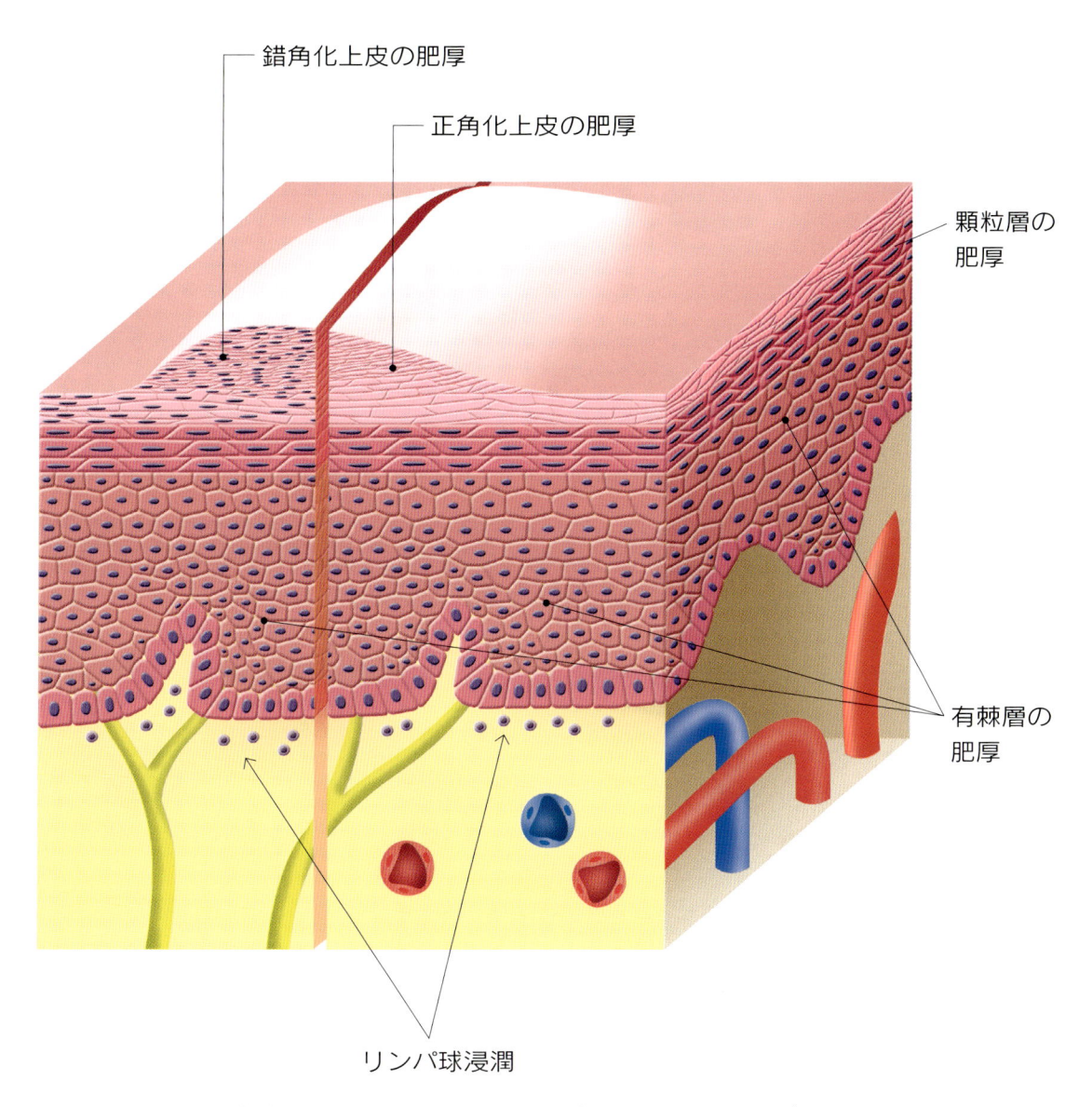

- 錯角化上皮の肥厚
- 正角化上皮の肥厚
- 顆粒層の肥厚
- 有棘層の肥厚
- リンパ球浸潤

※肥厚した上皮は、正角化を示すものと錯角化を示すものがある。

しつこい口内炎（3）

☆こんな症状で困ったときは？

⇒『白くて厚い（疼痛のある場合あり）』

☆そのとき、何が起こっているか？

⇒カンジダ症
- 急性偽膜性カンジダ症
  ……上皮層の肥厚と過角化、カンジダの菌糸の侵入。偽膜は拭い取れる。経過が長引くと固着性となる。
- 慢性肥厚性カンジダ症
  ……上皮層の著明な肥厚、過角化。カンジダの菌糸の侵入。偽膜は拭い取れない。

※ほかに肉芽腫性カンジダ症、萎縮性カンジダ症などがあるが、ここでは代表的な上記二種の記載にとどめる。

☆治療のアドバイス

●抗真菌薬投与

Ex① 　フロリードゲル 10g
　　　 4×T　毎食後および就寝前に使用　7日分

Ex② 　ナイスタチン 3T〜6T
　　　 3×T　毎食後　3日分

（⇒クインテッセンス出版刊「イザという時、この処方！」参照）

●切除⇒専門医へ依頼するほうが無難

急性偽膜性カンジダ症

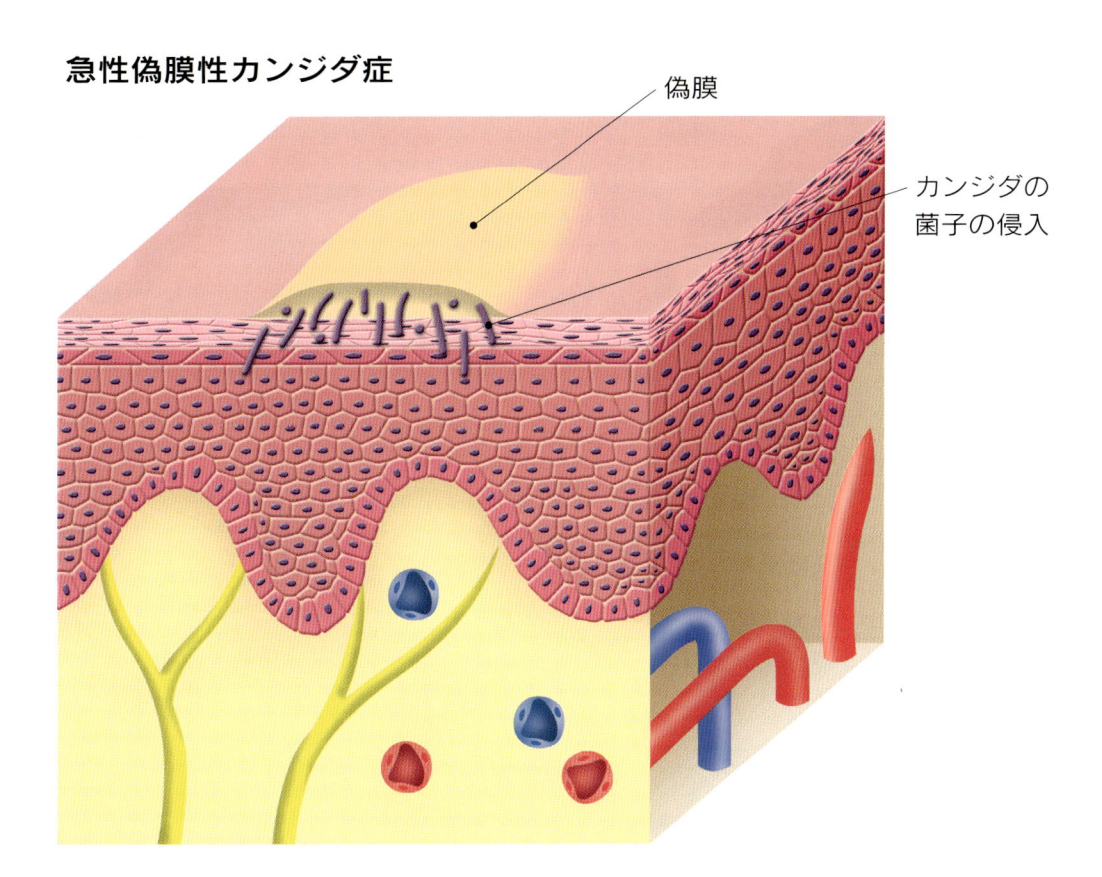

- 偽膜
- カンジダの菌子の侵入

慢性肥厚性カンジダ症

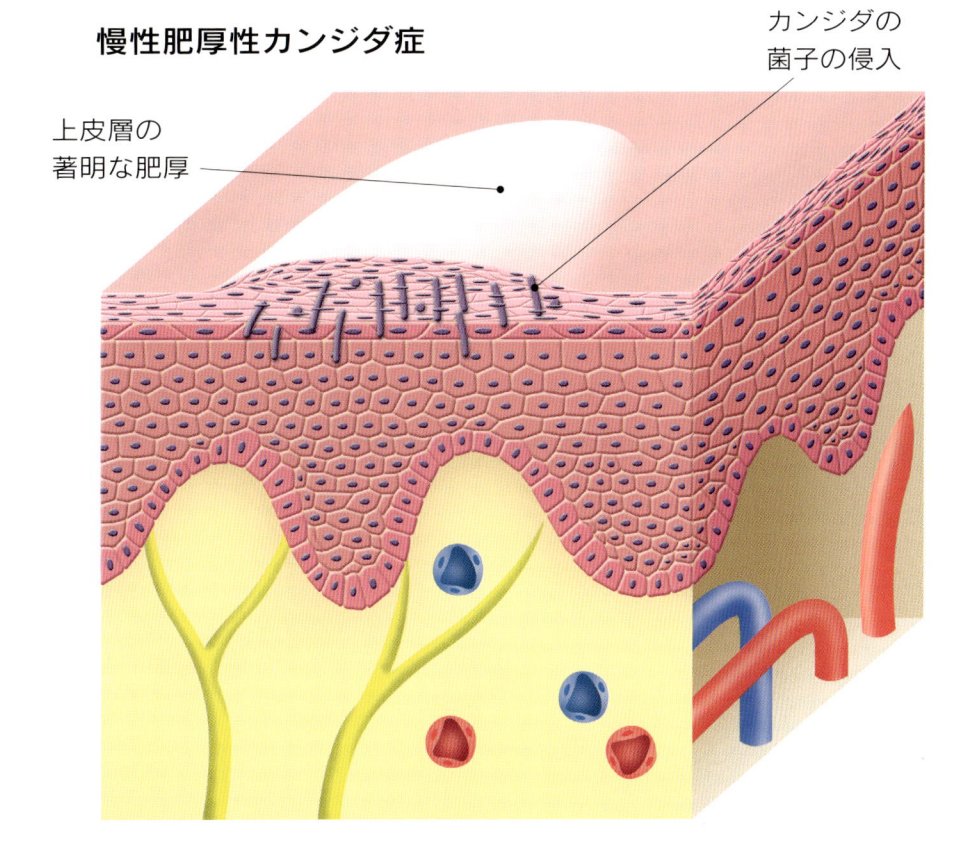

- カンジダの菌子の侵入
- 上皮層の著明な肥厚

しつこい口内炎（4）

☆こんな症状で困ったときは？

⇒『白くて赤くて痛い！！』

☆そのとき、何が起こっているか？

⇒扁平苔癬 ─┬─ 白い部分……角化層の肥厚
　　　　　 └─ 赤い部分……表層のびらん、潰瘍

☆治療のアドバイス

- 軟膏塗布
- 金属アレルギーの検査（皮膚科、口腔外科などへ依頼）
- 補綴物、歯牙鋭縁など、刺激となるものを除去

扁平苔癬

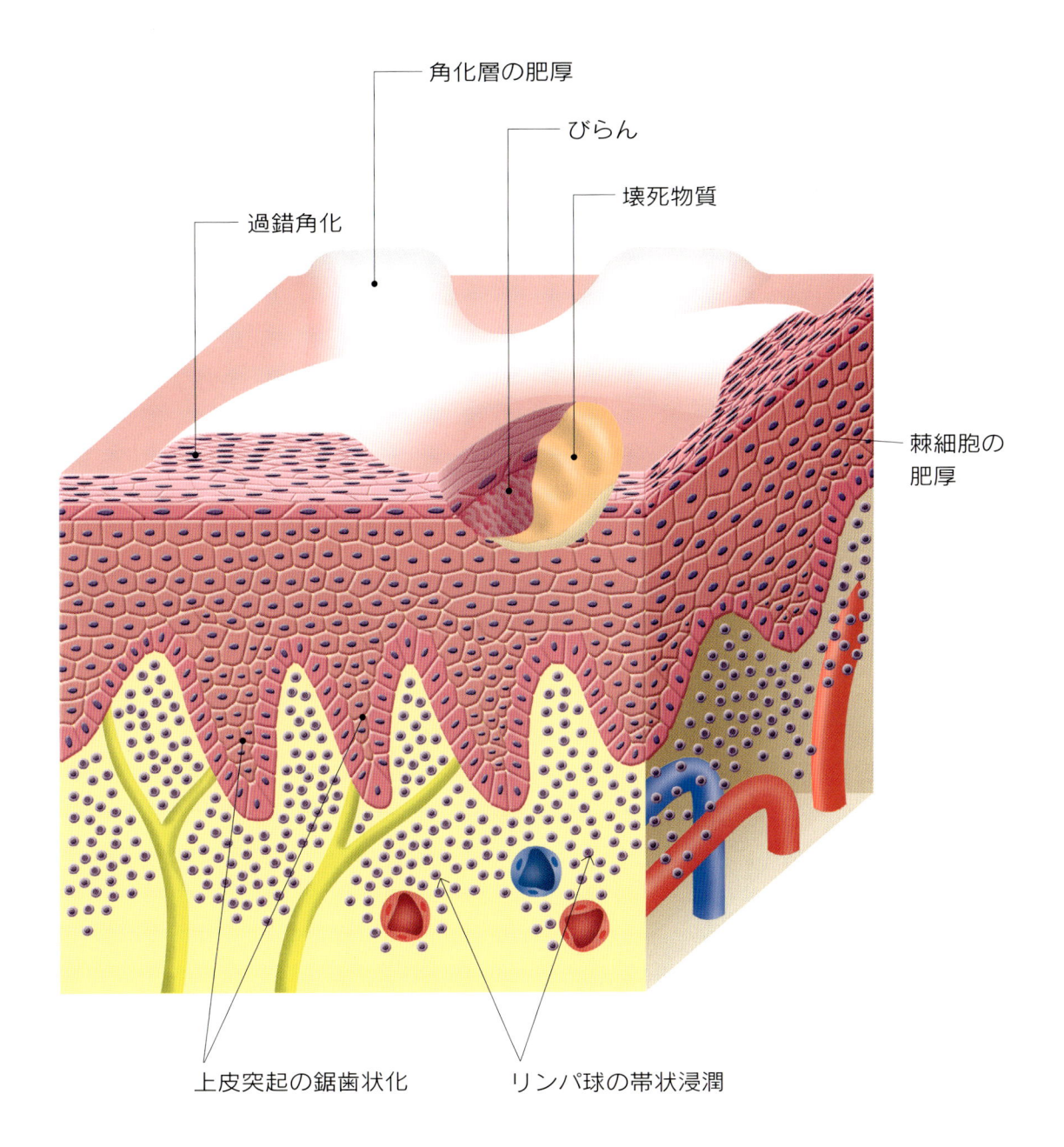

- 角化層の肥厚
- びらん
- 壊死物質
- 過錯角化
- 棘細胞の肥厚
- 上皮突起の鋸歯状化
- リンパ球の帯状浸潤

123

しつこい口内炎（5）

☆こんな症状で困ったときは？

⇒『水ぶくれができて、つぶれる』

☆そのとき、何が起こっているか？

⇒疱疹 ─┬─ 単純疱疹　（病理学的には大差なし）
　　　　└─ 帯状疱疹

☆治療のアドバイス

＜単純疱疹＞

●水疱が自壊したあとは、びらん、潰瘍と同じ対応で。

＜帯状疱疹＞

●局所的には、びらん、潰瘍と同じ対応

●三叉神経痛に対しては、テグレトール投与

（⇒クインテッセンス出版刊「イザという時、この処方！」参照）

●全身的には、抗ウイルス剤投与も（⇒内科紹介）

単純疱疹

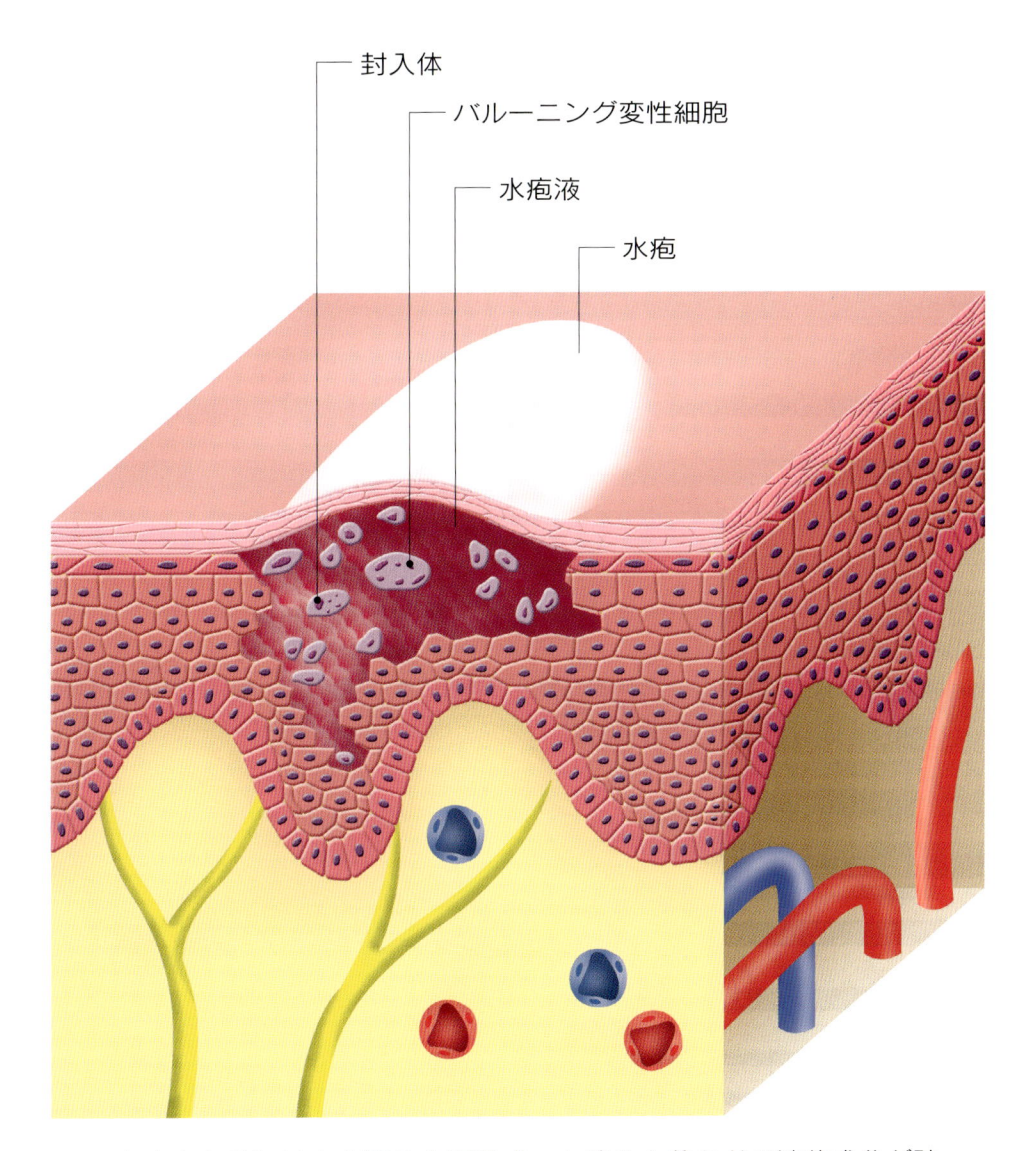

- 封入体
- バルーニング変性細胞
- 水疱液
- 水疱

上皮内あるいは上皮下の水疱形成。血清や血漿などの液体成分が貯留している。この水疱液中に、バルーニング変性（膨化した上皮）細胞や、細胞質内封入体がみられる。

しつこい口内炎（6）

☆こんな症状で困ったときは？

⇒『水ぶくれができて、広範囲にはがれる』

☆そのとき、何が起こっているか？

- 天疱瘡————尋常性天疱瘡
  ……有棘細胞層の棘融解によって上皮内水疱が形成される。
  ⇒ニコルスキー現象をみる。
  （擦過により粘膜の容易な剥離）
  ※ほかに増殖性天疱瘡、落葉性天疱瘡、紅斑性天疱瘡があるが、発生頻度は低い。

- 類天疱瘡——良性粘膜類天疱瘡
  ……基底細胞と粘膜固有層との離開によって上皮下水疱が形成される。
  ※ほかに水疱性類天疱瘡があるが、頻度は低い。

☆治療のアドバイス

- 軟膏塗布
- 内科、皮膚科へ依頼（全身への投薬が必要な場合あり）

尋常性天疱瘡

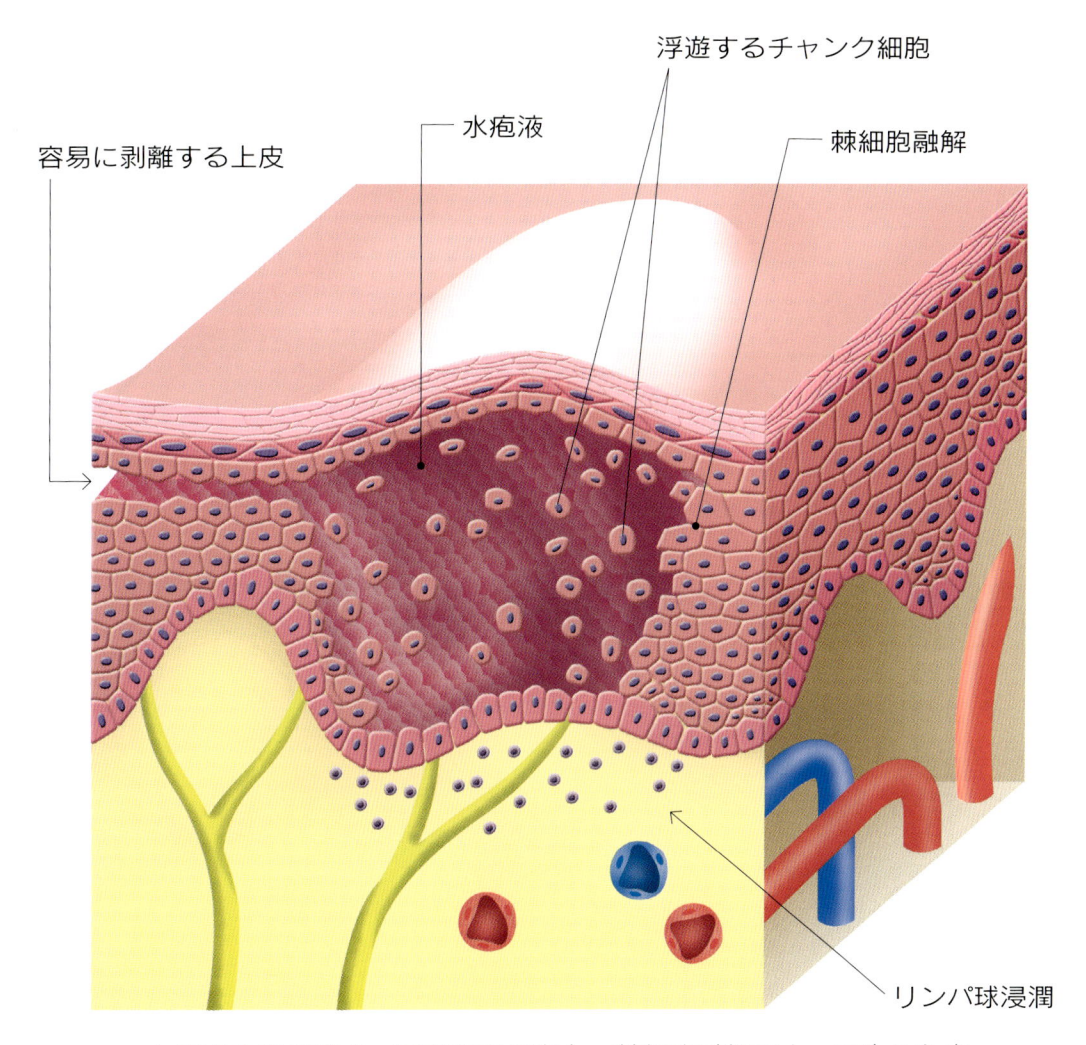

容易に剥離する上皮

水疱液

浮遊するチャンク細胞

棘細胞融解

リンパ球浸潤

上皮内水疱の形成。基底細胞の直上、棘細胞融解によって生じた空間に、血清や血漿由来の液体が貯留している。剥離した上皮細胞（チャンク細胞）が浮遊する。

索 引

ア

IgA	52
IgD	52
IgE	52
IgG	52
IgM	52
アピカルシートの再形成	85
アレルギー	48
安定細胞	57

イ

イムノグロブリン	50
移行上皮	14
一次応答	52
一次治癒	58

エ

NK 細胞	12, 46
エプーリス	111
永久細胞	57
液性（体液性）免疫	44, 46, 52
円柱線毛上皮	14, 16
炎症	20
――性浮腫	59
――の四大徴候	24
――の原因	20
――反応	20

カ

γグロブリン	50
カンジダ症	120
化学的伝達物質	26
化骨	74
――期	75
化膿	30
――性炎	28, 30, 42
顆粒層	115

ク

潰瘍	54, 117
外分泌腺	16
角化亢進	18
角化層	115
獲得免疫	44, 46
活性物質	50
完全再生	56
乾酪壊死	40

キ

キラーT 細胞	12, 46, 50
器質化	40, 62, 70, 72
基底細胞層	115
機能障害	24
急性炎症	22, 54
急性化膿性歯髄炎	96
急性偽膜性カンジダ症	121
急性漿液性歯髄炎	96
急性転化	34
凝固時間	68
亀裂	91
筋線維芽細胞	72

ケ

ケミカルメディエーター	26
形質細胞	12, 42, 46, 50
血管透過性	26
血管内皮細胞	26
血清	28, 30
血餅	69, 70
結核	40
――結節	40

コ

コラーゲン細線維	60
五大徴候（炎症の）	24
後出血	68
好中球	12, 28, 30, 38, 42

──の遊出、遊走	30	歯肉増殖症	113
抗原	46	腫脹	24
──抗体反応	52	樹状細胞	12, 48
──提示	48	修復	34
抗体	50, 52	充血	26
紅板症	118	重層扁平上皮	14, 18
後天性免疫	44	出血	32
膠原線維	38	──時間	68
骨への穿孔	84	──性炎	28, 30, 32
骨芽細胞	72	循環障害	26
骨性癒着	105	消化管	14
骨肉芽	72	漿液性炎	28
根尖膿瘍	101	上行性歯髄炎	98, 99
根尖部より出血	83	上皮	14
根分岐部より出血	83	──脚延長	18
		──細胞	12

サ

		──と非上皮	14
サイトカイン	50	──の再生	70
サプレッサーT細胞	12, 46, 52	──肥厚	18
サルコイド症	40	──由来成分	14
再生力	56, 57	新生血管	58
細胞外基質	60	新生骨梁	72, 74
細胞周期	57	滲出	26, 28, 30
細胞障害性T細胞	12, 46, 50	──液	36
細胞性免疫	44, 46, 52	──性炎	28
残留嚢胞	66	──物	32
		尋常性天疱瘡	126

シ

ス

自己寛容	48		
自己免疫疾患	48	ステップ形成	89
自然免疫	44	水平性打診痛	88
歯根肉芽腫	93	垂直性打診痛	88
歯根嚢胞	18, 93		
歯根膜	66		

セ

歯周炎	103		
歯周膿瘍	103	セロトニン	26
歯髄炎	94	成熟骨梁	74
歯髄充血	95	赤血球	28
歯髄切断	85	腺組織	16
歯髄ポリープ	18	線維化	40
		線維芽細胞	12, 36, 38

索引

線維性癒着	107	二次応答	52
線維素性炎	28, 30	二次治癒	58
穿孔	89	肉芽組織	34, 36, 40, 56

ソ

組織球	12	粘膜固有層	115
組織破壊	34	粘膜上皮	115
創傷治癒	56		
増殖性歯髄炎	18		
増殖性歯肉炎	112	膿	30

タ / ハ

大食細胞	12, 38	パーフォレーション	84
打診痛	88	バルーニング変性	125
打撲	105, 107, 109	破骨細胞	72
帯状疱疹	124	破折	91
単純疱疹	124	白血球	42
		白板症	118
		発熱	24
		抜歯	64
チャンク細胞	127	——窩治癒不全	66
治癒期	75	——後出血	68
		瘢痕化	40
T細胞	46	瘢痕形成	56
Tリンパ球	46	瘢痕収縮	62
天疱瘡	126	瘢痕組織	62

ト / ヒ

ドライソケット	68, 70	B細胞	12, 46, 48, 50
樋状根	85	Bリンパ球	12, 46, 48
疼痛	24	びらん	117
特異性炎	40	ヒスタミン顆粒	26
貪食細胞	38	引っ張り強度	62
		肥満細胞	26

ナ / フ

ナチュラルキラー細胞	12		
内分泌腺	16	フィブリノーゲン	28, 30
		フィブリンの析出	70
		プラズマセル	12
ニコルスキー現象	126	プロコラーゲン	60

不安定細胞	57			
不良肉芽	36	**モ**		
付着上皮の深部増殖	18	毛細血管		36, 38
分界線	74	――網		38
分岐部残髄	91			
		ユ		
ヘ		有棘細胞層		115
ヘルパーT細胞	12, 46, 50			
ヘルパーTリンパ球	12	**ヨ**		
辺縁性歯周炎	18	抑制T細胞		12, 52
扁平上皮化生	18			
扁平苔癬	122	**ラ**		
		ラングハンス巨細胞		40
ホ		ランゲルハンス細胞		12, 48
補体	50			
防御システム	12	**リ**		
防御機構	12	リンパ管		32
防御反応	12, 20	リンパ球		42, 46
発赤	24	良性粘膜類天疱瘡		126
疱疹	124	梁状骨		72, 74
マ		**ル**		
マクロファージ	12, 32, 38, 48	類上皮細胞		40
マストセル	26	類天疱瘡		126
慢性炎症	20, 34			
慢性潰瘍性歯髄炎	97	**ロ**		
慢性増殖性歯髄炎	97	露出骨面		66
慢性肥厚性カンジダ症	121	漏出性の出血		32
		瘻孔		100, 102
メ				
免疫	44	**ワ**		
――グロブリン	50, 52	ワクチン		52
――反応	44			

絵で見る　歯科臨床に役立つ炎症の話
──いまそこで何が起こっているのか？──

2007年10月10日　第1版第1刷発行

著　　者　伊藤　由美／大内　知之／小林　晋一郎

発　行　人　佐々木一高

発　行　所　クインテッセンス出版株式会社
　　　　　　東京都文京区本郷3丁目2番6号　〒113-0033
　　　　　　クイントハウスビル　電話（03）5842-2270（代表）
　　　　　　　　　　　　　　　　　（03）5842-2272（営業部）
　　　　　　　　　　　　　　　　　（03）5842-2279（書籍編集部）
　　　　　　web page address　http://www.quint-j.co.jp/

印刷・製本　シナノ印刷株式会社

©2007　クインテッセンス出版株式会社　　禁無断転載・複写
Printed in Japan　　　　　　　　　落丁本・乱丁本はお取り替えします
　　　　　　　　　　　　　　　ISBN978-4-87417-982-6　C3047

定価はカバーに表示してあります